Francis Boericke, Adolph Tafel

Taschenbuch der Homöopathie zum Familien-Gebrauch

Verlag
der
Wissenschaften

Francis Boericke, Adolph Tafel

Taschenbuch der Homöopathie zum Familien-Gebrauch

ISBN/EAN: 9783957001634

Auflage: 1

Erscheinungsjahr: 2014

Erscheinungsort: Norderstedt, Deutschland

Hergestellt in Europa, USA, Kanada, Australien, Japan
Verlag der Wissenschaften in Hansebooks GmbH, Norderstedt

Cover: Foto ©Joujou / pixelio.de

Taschenbuch

der

Homöopathie

zum

Familien = Gebrauch.

———◆———

Boericke & Tafel.

New York,   Philadelphia,
145 Grand Str.   635 Arch Str.

Vorrede.

Dieses Buch ist zunächst für solche geschrieben, welche von den Vorzügen der Homöopathie durch eigene Erfahrung überzeugt und für den Fall, daß sie keinen homöopathischen Arzt in der Nähe haben, oder daß sie zeitweilig auf Reisen gehen, durch die hier gegebenen Belehrungen und Anweisungen in den Stand gesetzt sind, in den meisten Erkrankungen sich selbst zu helfen; dann aber auch ist dieses Buch für Diejenigen bestimmt, welche noch gar keine Kenntniß von der Homöopathie genommen oder wohl gar irrige Ansichten über sie haben. Solche dürfen nur bei den alltäglich vorkommenden leichteren Erkrankungen mit Genauigkeit nach Vorschrift einige Versuche machen und sie werden

sich bald von der überraschenden Wirksamkeit
der homöopathischen Arzneimittel überzeugen.

Leichte Unpäßlichkeiten sind nur zu oft die
Vorläufer ernstlicher Krankheiten und man
kann letztere oft verhüten, wenn man gleich
im Anfange die geeigneten Mittel anwendet.

Es versteht sich von selbst, daß bei schweren
Erkrankungen stets ein homöopathischer
Arzt sobald wie möglich zu Rathe gezogen
werden muß und haben wir bei den betreffen=
den Stellen darauf Bezug genommen.

Inhalt.

Erster Theil.
Einleitung.

Zweiter Theil.
Die Krankheiten und ihre Behandlung.

Fieber.

Fieberhafte Ausschläge.

6 Inhalt.

Die Krankheiten des Halses.

Die Krankheiten der Luftröhre, Brust und Athmungs-Organe.

Die Krankheiten des Magens und der Leber.

Die Krankheiten des Unterleibes.

Die Krankheiten der Haut.

Inhalt. 9

1*

Dritter Theil.
Die Arzneimittel und ihre Anwendung.

Erster Theil.

Einleitung.

Liste der in diesem Buche verordneten
Arzneien,
nebst deren deutschen Benennungen.

1.	Aconitum Napellus,	Sturmhut.
2.	Arsenicum Album,	Weißer Arsenik.
3.	Belladonna,	Tollkirsche.
4.	Bryonia Alba,	Zaunrübe.
5.	Calcarea Carbonica,	Kohlensaure Kalkerde.
6.	Camphora,	Kampfer.
7.	Carbo Vegetabilis,	Holzkohle.
8.	Chamomilla,	Feldchamille.
9.	China,	Chinarinde.
10.	Cina,	Zittwersamen.
11.	Coffea Cruda,	Roher Kaffee.

12. Colocynthis,   Koloquinthe.
13. Cuprum Aceticum,   Essigsaures Kupfer.
14. Dulcamara,   Bittersüß.
15. Hepar Sulphuris Cal-
    carea,   Schwefelleber.
16. Ignatia Amara,   Ignazbohne.
17. Ipecacuanha,   Brechwurzel.
18. Kali Bichromicum,   Doppelt chrom=
                            saures Kali.
19. Mercurius,   Quecksilber.
20. Nux Vomica,   Brechnuß.
21. Phosphorus,   Phosphor.
22. Pulsatilla,   Küchenschelle.
23. Rhus Toxicodendron,   Giftsumach.
24. Spongia Tosta,   Röstschwamm.
25. Sulphur,   Schwefel.
26. Tartarus Emeticus,   Brechweinstein.
27. Veratrum Album,   Weiße Nießwurz.

Für äußerlichen Gebrauch.

Arnica.—Bei äußerlichen Verletzungen mische man zwei Theelöffel voll von der Tinktur mit einem halben Glase kalten Wassers und mache Umschläge davon auf die krankhaften Theile.

Calendula. — Bei Schnitt= und Rißwunden mische man zwei Theelöffel voll von der Tinktur mit einem halben Glas Wasser und mache Umschläge davon.

Urtica urens. — Bei Brandwunden und Verbrühungen mische man einen Theil Tinktur mit neun Theilen Wasser, oder besser Whiskey, und mache Umschläge davon.

————

Die Verdünnung oder Stärke der in diesem Buche empfohlenen Mittel ist bei den vegetabilischen Stoffen die dritte, und bei den mineralischen die sechste Potenz, ausgenommen wo es anders angegeben ist.

Die Mittel können in Streukügelchen,
Tinkturen oder Verdünnungen gegeben wer=
den. Aus eigener Erfahrung würden wir im
Allgemeinen die Anwendung in Streukügel=
chen empfehlen, weil solche bequemer und
ebenso wirksam sind; ausgenommen wo es
anders vorgeschrieben ist.

Für Erwachsene empfehlen wir sechs bis
zehn Kügelchen, und für Kinder zwei bis
sechs Kügelchen für eine Gabe; oder wenn
die Mittel in Auflösung gereicht werden sol=
len, dreißig Streukügelchen oder sechs Tropfen
der Verdünnung in einem halben Glase Was=
ser aufgelöst und davon ein bis zwei Thee=
löffel voll für eine Gabe.

Die Streukügelchen sind von chemisch rei=
nem Zucker gemacht und mit dem Arzneistoff
in Verdünnung befeuchtet.

Wie die Mittel bei einer Krankheit zu wählen sind.

Im zweiten Theile findet der Leser bei jeder Krankheit die Zeichen oder Symptome der Arzneien, welche solche als die besten und geeignetsten Mittel anzeigen, indem zwischen den Krankheits-Symptomen und den Symptomen, welche die Arznei bei einem gesunden Organismus hervorbringt, stets eine mehr oder minder genaue Aehnlichkeit vorhanden ist. Da jede Krankheit mit verschiedenen Symptomen auftritt, so sind bei jeder zwei oder mehrere Mittel nebst den Symptomen derselben angegeben und muß stets diejenige Arznei gewählt werden, deren Symptome mit jenen der zu heilenden Krankheiten am ähnlichsten sind.

Der Leser findet im dritten Theil die ausführlicheren Symptome einer jeden Arznei, und wenn im Zweifel wegen dem passendsten Mittel, kann er in diesem Theil

nachsehen und durch genaue Vergleichung
der Aehnlichkeit zwischen den Arznei=
Krankheits=Symptomen das richtige Mittel
ausfinden.

Sollten die Symptome einer Krankheit,
nachdem ein Mittel gegeben worden ist, sich
verändern, so darf die Arznei nicht fortgesetzt,
sondern es muß eine andere, welche den neuen
Symptomen mehr entsprechend ist, dafür sub=
stituirt werden. Zuweilen sind die Symp=
tome einer Krankheit so mannichfaltig und
verschieden, daß ein Mittel nicht ausreicht,
dieselben alle zu decken, in welchem Falle man
noch ein anderes wählen muß, welches die
wichtigeren Symptome in seinen Wirkungs=
kreis einschließt. Die beiden Arzneien dürfen
nicht gemischt werden, da dieses ihren Eigen=
schaften und Wirkungen Eintrag thun würde,
sondern müssen jede besonders aufgelöst und
abwechselnd gegeben werden, nämlich eine
Gabe von einer Arznei, und dann eine Gabe
von der andern, und so fort.

Wie die Streukügelchen aufzulösen und zu nehmen sind.

Die verordnete Anzahl Kügelchen kann man auf die Zunge legen, schmelzen lassen und dann verschlucken; es ist aber besser, solche in einem reinen Wafferglase, welches mit klarem filtrirten oder gekochten und wieder abgekühlten Waffer zur Hälfte gefüllt ist, aufzulösen; das Glas muß bedeckt und an einen kühlen Ort gestellt werden. Man gebrauche einen reinen Löffel, laffe ihn aber nicht in der Medizin liegen; die von Porzellan gemachten Löffel sind die besten. Durch Beimischung einiger Tropfen Weingeist bleibt die Medizin für mehrere Tage gut. Die Medizin sollte, wenn möglich, nicht innerhalb einer Stunde vor oder nach einer Mahlzeit genommen werden. Sobald die Symptome nachlaffen, muß die Arznei in größeren Zwischenräumen gegeben und dann ganz ausgesetzt werden.

Zweiter Theil.

Die
Krankheiten und ihre Behandlung.

(Wegen der Gabengröße, siehe Seite 14.)

Einfaches Fieber.

Symptome: Müdigkeit, Frösteln, Glie=
derschmerzen mit nachfolgender brennender
Hitze, Durst, beschleunigtem Pulse, Appetit=
losigkeit 2c.

Aconitum ist bei einfachem Fieber ge=
wöhnlich ausreichend. Eine Gabe zwei bis
drei Mal täglich.

Allgemeines Verhalten. — Leichte
Diät, bestehend aus Gerstenwasser, dünnem
Haferschleim oder Arrowroot.

Entzündungsfieber.

Unter dieser Ueberschrift geben wir einige allgemeine Vorschriften für die Behandlung, bis ärztliche Hülfe eingeholt werden kann, da in allen plötzlich auftretenden heftigen Anfällen die Symptome zu ernstlicher Art sind, um von Jemanden anders, wie einem geschickten Arzte behandelt werden zu können.

Symptome. — Das Entzündungsfieber begleitet die Entzündung der Lunge, der Leber, des Herzens ꝛc., und beginnt wie das einfache Fieber, besonders aber mit starkem Froste, dem sich regelmäßig Hitze und großer Durst mit nachfolgendem Schweiß anschließt. Bei Kindern ist der Frost zuweilen durch leichte Zuckungen oder förmliche Krämpfe vertreten. Manchmal wird das Entzündungsfieber durch Brechen eingeleitet.

Aconitum muß sofort gegeben werden, um der Heftigkeit des Fiebers vorzubeugen. Eine Gabe stündlich oder zweistündlich.

Belladonna, wenn das Gehirn angegriffen ist, Irrereden. Eine Gabe stündlich oder zwei=stündlich, oder abwechselnd mit Aconitum.

Allgemeines Verhalten. — Man bringe den Patienten zu Bette, halte das Zimmer kühl, gebe ihm kaltes Wasser zu trinken, und als Nahrung Gerstenwasser oder dünnen Haferschleim, und lasse einen homöo=pathischen Arzt holen.

Entzündung innerer Organe.

Die meisten Krankheiten, welche in diese Rubrik kommen, erfordern schnelle ärztliche Hülfe und sind daher die bei jeder speziellen Entzündung erwähnten Mittel nur bis zur Ankunft eines Arztes zu gebrauchen.

Blasenentzündung

erkennt man an einem brennenden Schmerz in der Blasengegend, die äußeren Theile sind geschwollen, heiß, gespannt und schmerzhaft bei Berührung, der Urin ist heiß und roth,

und die Entleerung entweder ſchwierig und
ſchmerzhaft oder ganz unmöglich; Fieber.

Aconit alle ein oder zwei Stunden bis
zur Ankunft des Arztes.

Gehirnentzündung

erkennt man an heftigem Kopfweh oder einem
blos drückenden dumpfen Gefühl im Kopfe,
ſichtbarem Klopfen der Kopf= und Halsadern
oder ſchlafſüchtigem Zuſtand oder beſtändigem
Phantaſiren.

Aconit und **Belladonna** abwechſelnd alle
ein bis zwei Stunden bis zur Ankunft des
Arztes.

Leberentzündung.

Erkennbar an einem brennenden und
ſtechenden Schmerz in der rechten Seite, der
ſich bis zur Schulter und dem Bruſtbein und
zuweilen ſogar bis zum rechten Fuße aus=
dehnt. Der Schmerz und der die Krankheit
begleitende kurze trockene Huſten werden durch
das Athmen vermehrt, und Liegen auf der

rechten Seite ist unmöglich. Dies sind
die Symptome, wenn die Entzün=
dung den äußeren Theil oder Ue=
berzug der Leber ergriffen hat.

Oder erkennbar an einem tiefsitzenden
schmerzhaften Drucke in der Lebergegend, mit
gelblicher Farbe der Augen und des Gesichts,
zuweilen fast vollständiger Gelbsucht, bitterem
Geschmack, Erbrechen und hochfarbigem Urin.
Diese Symptome sind von Fieber begleitet.
Die Schmerzen werden durch Liegen auf der
linken Seite erhöht, vermindern sich aber
durch Liegen auf der rechten Seite. Diese
Symptome zeigen sich, wenn die in=
nere oder Substanz der Leber von
der Entzündung ergriffen ist.

Aconit, wenn starkes Fieber vorhanden ist.
Eine Gabe alle zwei Stunden.

Bryonia und **Mercurius,** wenn das Fie=
ber nicht sehr stark oder durch Aconit be=
schwichtigt worden ist. Eine Gabe abwech=
selnd alle zwei Stunden.

Lungenentzündung.

Sie beginnt häufig mit einem starken Froste, dem bald Fieber folgt; drückende oder stechende Schmerzen, besonders beim Athmen und Husten, bald in der ganzen Brust, bald nur in einer Seite, behindertes Athmen und ein beständiger trockner Husten, der durch Sprechen und jeden tiefen Athemzug erregt wird. Der Husten ist später von einem blutstreifigen oder schleimigen Auswurf begleitet; im höchsten Grade der Entzündung besteht der Auswurf zuweilen aus reinem Blut.

Aconit, entweder allein oder im Wechsel mit andern Mitteln, wenn die Entzündungssymptome sehr heftig sind. Eine Gabe alle ein oder zwei Stunden.

Bryonia. — Beschwerliches, kurzes und schnelles Athmen; stechende oder brennende, durch Athmen verschlimmerte Seitenschmerzen; trockner, schmerzhafter Husten. Eine Gabe alle zwei oder drei Stunden.

Phosphor. — Heftige, stechende, durch Husten vermehrte Brustschmerzen; kurzer Athem; trockener Husten. Eine Gabe alle zwei oder drei Stunden.

Tartar emetic.—Große Athemnoth; Husten mit starkem Schleimrasseln; Uebelkeit; reichlicher Auswurf; heftiges Herzklopfen und Erstickungsgefühl. Eine Gabe alle ein oder zwei Stunden.

Magenentzündung.

Erkennbar an einem beständigen, brennenden, stechenden Schmerz in der Magengegend, erhöht durch Athmen, Speise und Trank und die geringste Berührung; Spannung und Geschwulst des Magens; große Angst und Unruhe; Würgen und Erbrechen nach jedem Genuß; ferner heftiger Durst, Kräfteverfall, kalte Glieder, und zuweilen Ohnmacht und Convulsionen.

Aconit und **Bryonia,** eine Gabe abwechselnd alle zwei Stunden bis zur Ankunft des Arztes.

Allgemeines Verhalten. — Bis zur Ankunft des Arztes und während er die empfohlenen Arzneimittel nimmt, sollte der Patient die unter Fieber bemerkten Vorschriften beobachten. Wasser, dünner Haferschleim und Gerstenwasser können zum Trinken gegeben werden; das Zimmer muß luftig und kühl, und nicht zu hell sein, und Alles sorgfältig entfernt werden, was den Patienten aufregen könnte.

Nierenentzündung.

Kennzeichen. — Heftiger Schmerz in der Nierengegend (im Rücken, ungefähr der Nabelgegend entsprechend, seitlich von der Wirbelsäule), der sich nach der Blase zu fortsetzt; schmerzhaftes Harnen; rother, heißer Urin; häufig ist Erbrechen, Kolikschmerzen und Zwängen zugegen; Bewegung oder Liegen auf dem Rücken oder der kranken Seite erhöhen die Schmerzen.

Bis zum Erscheinen ärztlicher Hülfe gebe man Aconit, eine Gabe jede Stunde.

2

Unterleibsentzündung.

Kennzeichen. — Heftige anhaltende, auf eine bestimmte Stelle beschränkte und durch Bewegung oder Berührung erhöhte Schmerzen; Auftreibung des Unterleibs; kleiner, schneller, unterdrükter Puls; Aufstoßen, Uebelkeit, hartnäckige Stuhlverstopfung und heftiger Durst.

Aconit und **Belladonna** abwechselnd bis zur Ankunft des Arztes. Eine Gabe alle ein oder zwei Stunden.

Zahnfieber.

Das beim Zahnen zuweilen gegenwärtige Fieber ist gewöhnlich unbedeutend.

Aconit. — Trockene Hitze; brennende Haut; Durst; Schlaflosigkeit. — Gelegentlich eine Gabe.

Chamomilla. — Umherwerfen; Unruhe; Röthe der Backen; Husten. Gelegentlich eine Gabe.

Allgemeines Verhalten.—Man gebe dem Kinde nur leichte Nahrung und halte es in einem stillen und luftigen Zimmer.

Wechselfieber.

(Kaltes Fieber.)

Kennzeichen.—Der Anfall beginnt mit Gähnen, Mattigkeit, Kopfweh, Erstarrung der Finger und Zehen, und Blauwerden der Nägel; dann Kälte der Glieder, allmählig sich steigernd, bis der Patient vor Frost sich schüttelt und zittert und seine Zähne klappern. Während dieser Zeit ist der Puls schwach und unterdrückt, und der Durst veränderlich; das Frost-Stadium dauert von zwanzig Minuten bis drei oder vier Stunden und ist in seiner Heftigkeit sehr verschieden. Das Stadium der Hitze hat alle Symptome einer heftigen Entzündung; heiße trockene Haut, voller und harter Puls, Blutandrang nach dem Kopfe und zuweilen Delirium. Endlich folgt das Stadium des Schweißes; die Haut wird

feucht; Hitze, Durst und Kopfschmerz nehmen
ab, und der Urin macht einen ziegelmehl=
artigen Bodensatz. Dies ist das Bild der
regelmäßigen Wechselfieber, doch weichen sie
sehr in ihren Erscheinungen ab.

Aconit, wenn die Fieber=Symptome sehr
heftig sind. Eine Gabe alle halbe Stunden,
bis es besser wird.

China. — Uebelkeit und Durst vor dem
Anfall; Heißhunger; Kopfweh; Herzklopfen;
Durst zwischen den Stadien des Frostes und
der Hitze, oder nach dem Stadium der Hitze;
kein Durst während der Hitze; große Mattig=
keit; gelbe Gesichtsfarbe. Eine Gabe alle
zwei oder drei Stunden.

Arsenic. — Große Schwäche; Neigung
zum Brechen oder heftige Magenschmerzen;
unvollständige Entwickelung der Frost= und
Hitze=Stadien oder beiden; häufiges Trinken,
aber nur wenig jedesmal; Schmerzen in den
Gliedern oder über den ganzen Körper, mit
Angst und Unruhe; Brustbeklemmung; Ue=

belfeit, bittrer Mundgeſchmack. Eine Gabe
alle zwei bis drei Stunden.

Ipecacuanha und **Pulsatilla.** — Viele
Froſtſchauer mit wenig Hitze oder umgekehrt;
wenig oder gar keinen Durſt; verdorbener
Magen; Uebelkeit und andere gaſtriſche
Symptome. Eine Gabe, abwechſelnd alle
zwei oder drei Stunden.

Nux vomica. — Stuhlverſtopfung; die
Anfälle wiederholen ſich gewöhnlich jeden Tag,
oder jeden zweiten Tag, gewöhnlich des Nach=
mittags, Abends oder Nachts; drückender
Stirnkopfſchmerz; Schwindel, Uebelkeit und
bitterer Geſchmack; Magenkrampf und große
Schwäche.

Frieſel-Ausſchlag der Säuglinge.

Kennzeichen.—Die Frieſelbläschen ſind
nur eine Folge übermäßigen Warmhaltens
oder Diätfehler.

Aconit.—Bei heftigeren Fieber=Sympto=

men, großer Unruhe und Aufregung. Eine
Gabe drei Mal täglich.

Rhus tox., wenn der Ausschlag sehr aus=
gedehnt ist. Eine Gabe drei Mal täglich.

Allgemeines Verhalten.—Fleißiges
Baden in lauwarmem Wasser und öfteres
Lüften des Zimmers sind gewöhnlich aus=
reichend, den Ausschlag zu beseitigen.

Nesselfriesel.

Kennzeichen.—Ein Hautausschlag, be=
stehend in glatten, flachen, wenig erhabenen
hellrothen Flecken, wie von einer Verbrennung
mit Brennesseln herrührend, und von heftigem
Jucken und Brennen begleitet; es bleibt sel=
ten lange auf einer Stelle, und entsteht häufig
aus Verdauungsschwäche oder durch Erkäl=
tung.

Dulcamara, wenn es durch Erkältung ent=
standen ist. Eine Gabe Morgens und Abends.

Calcarea carb., wenn der Ausschlag in
der freien Luft verschwindet und in chroni=

Rhus tox.

schen Fällen. Eine Gabe Morgens und Abends.

Rhus tox., wenn es von ungesunder Nahrung oder feuchtem Wetter herrührt. Eine Gabe Morgens und Abends.

Allgemeines Verhalten.—Man vermeide alle Speisen, die es hervorzubringen scheinen, und gebrauche äußerlich nur lauwarmes Wasser, um das Jucken zu lindern.

Scharlachfriesel.

Das Scharlachfriesel erscheint in hellrothen Flecken, mit in die röthliche Fläche eingestreuten, dicht neben einander steckenden kleinen Knötchen oder Bläschen in Frieselform und breitet sich meist über den ganzen Körper aus; die Haut fühlt sich ganz rauh an, wenn man mit der Hand darüber hinstreicht. Es hat in seinen allgemeinen Erscheinungen viel Aehnlichkeit mit dem Scharlachfieber, indeß erscheint letzteres regelmäßig zuerst im Gesicht, dann am Körper, und zuletzt an den Glied=

maßen, wogegen erſteres unregelmäßig, oder
nur an gewiſſen Stellen, oder auf einmal am
ganzen Körper erſcheint.

Aconit im Anfang, wenn Fieber vorhanden
iſt. Eine Gabe drei Mal täglich.

Belladonna, wenn der Kopf angegriffen
iſt. Eine Gabe alle drei oder vier Stunden.

Coffea bei großer Unruhe, Reizbarkeit oder
Aufgeregtheit. Eine Gabe alle drei oder vier
Stunden.

Allgemeines Verhalten. — Aufmerk=
ſamkeit auf Diät, Temperatur und Reinlich=
keit tragen viel zur Heilung bei.

Scharlachfieber.

Kennzeichen. — Die Krankheit beginnt
mit den gewöhnlichen Fieber=Symptomen
und Schmerz im Halſe beim Schlingen; am
zweiten oder dritten Tage bricht der Ausſchlag
zuerſt im Geſicht, am Rücken, Hals und Bruſt
aus und verbreitet ſich dann nach unten;
gegen den fünften Tag fängt die Haut an,

ſich abzuſchälen, und in einer Woche iſt der
Ausſchlag gewöhnlich verſchwunden.

Aconit im Anfang, wenn das Fieber ſtark
iſt. Eine Gabe alle drei bis vier Stunden.

Belladonna iſt das Hauptmittel bei un=
complizirtem Scharlachfieber. Eine Gabe alle
drei bis vier Stunden.

Mercur. jod. — Bösartige, in Eiterung
übergehende Halsentzündung. Gabe wie Bel=
ladonna, oder kann auch abwechſelnd mit
Belladonna gegeben werden.

Sulphur, wenn die Krankheit im Abneh=
men iſt, zur Vollendung der Cur. Eine Gabe
Morgens und Abends mehrere Tage.

Als Vorbeugungsmittel, wo Scharlachfie=
ber oder Frieſel in der Nachbarſchaft auftritt,
gebe man allen Kindern, welche dieſe Krank=
heit noch nicht überſtanden haben, alle drei
bis vier Tage eine kleine Gabe Belladonna;
bricht die Krankheit aber im Hauſe aus, ſo
laſſe man täglich eine Gabe nehmen. Durch
dieſes Verfahren wird man in den meiſten

2*

Fällen die Ansteckung verhindern, oder we=
nigstens die Krankheit ungewöhnlich mild
und gutartig verlaufen machen.

Allgemeines Verhalten. — Man
sorge für leichte Diät und ein gut ausgelüf=
tetes, aber nicht kaltes Zimmer.

Masern.

Kennzeichen. — Diese meist gutartige
Krankheit beginnt stets mit Fieber und ka=
tarrhalischen Erscheinungen; besonders ist der
Husten sehr trocken und schwierig, und ge=
wöhnlich sind auch die Augen angegriffen
und geröthet; am vierten Tage erscheinen
auf der Haut, zuerst im Gesicht, kleine rothe
Punkte, die sich zu erbsengroßen Flecken ver=
größern und bald den ganzen Körper be=
decken. In vier bis fünf Tagen verschwin=
det der Ausschlag wieder.

Aconit, wenn die Fieber=Erscheinungen
sehr heftig sind. Eine Gabe drei oder vier
Mal täglich.

Pulsatilla iſt das Hauptmittel in dieſer Krankheit und kann gegeben werden, ſobald wie die Fieber-Symptome nachlaſſen, oder auch abwechſelnd mit Aconit. Eine Gabe drei bis vier Mal täglich.

Bryonia. — Bei verzögertem oder zurück=getretenem Ausſchlage; bei trockenem Huſten und Stichen in der Bruſt beim Athemholen und beim Huſten. Eine Gabe alle drei oder vier Stunden.

Sulphur. — Zur Vollendung der Kur, wenn nach Aconit und Pulſatilla noch ein chroniſcher Huſten ꝛc. zurückbleibt. Eine Gabe Morgens und Abends.

Allgemeines Verhalten. — Man ſorge für leichte Diät und ein gut durchlüf=tetes, aber nicht kaltes Zimmer.

Roſe.

Kennzeichen. — Entzündung der Haut mit Fieber und brennenden ſtechenden Schmer=zen; der entzündete Theil iſt heiß, geſpannt und geschwollen und von hoher Röthe, welche bei Fingerdruck verschwindet, aber sogleich wiederkommt, sobald der Druck nachläßt; zuweilen erscheinen viele kleine Bläschen auf dem entzündeten Theile (Blasenrose). Die Entzündung kann an jedem Theile des Körpers vorkommen, befällt aber am häufigsten das Gesicht, wo sie am gefährlichsten werden kann.

Aconit. — Fieber, heiße, brennende Haut, großer Durst. Eine Gabe alle vier Stunden.

Belladonna. — Brennende Hitze, Röthe und Geschwulst der Theile; Durst, heftiges Kopfweh und große Unruhe. Eine Gabe alle vier Stunden.

Rhus, besonders bei bläschenartigen Ausschlägen. Eine Gabe dreimal täglich.

Allgemeines Verhalten.—Auflegen von Watte oder Bestreuen von Roggenmehl, letzteres namentlich bei aufgegangenen und nässenden Blasen, ist sehr zu empfehlen. Mit der Diät muß man sehr vorsichtig sein.

Spitzpocken.

Kennzeichen. — Mäßiges Fieber; an verschiedenen Stellen des Körpers erscheinen rothe Flecken, aus welchen sich in ein bis zwei Tagen linsen= bis erbsengroße flache Bläschen mit hellem Inhalt entwickeln, welche in wenigen Tagen wieder verschwinden, indem sie an der Spitze aufbrechen und zu kleinen Krusten zusammenschrumpfen.

Aconit muß im Anfang gegeben werden, wenn viel Fieber vorhanden ist. Eine Gabe alle drei oder vier Stunden.

Belladonna. — Kopfschmerzen, Schlaflosigkeit, oder wenn Zeichen von Blutandrang nach dem Kopfe vorhanden sind. Eine Gabe alle drei oder vier Stunden.

Rhus wird für das beste allgemeine Mittel in dieser Krankheit angesehen. Eine Gabe alle drei oder vier Stunden.

Allgemeines Verhalten. — Leichte Diät; man halte den Patienten kühl und das Zimmer gut gelüftet.

Pocken.

Kennzeichen. — Zuerst zeigt sich Fieber mit trockener Hitze, Ziehen in den Gliedern, Rückenschmerzen und Uebelkeit; am dritten Tage bilden sich auf der Haut kleine rothe Pünktchen, zuerst im Gesicht und in zwei oder drei Tagen über den ganzen Körper. Vom fünften bis achten Tage entsteht aus dem rothen Knötchen in der Mitte eine Pustel, welche sich mit Eiter füllt und auf deren Mitte eine nabelähnliche Vertiefung sichtbar ist; gegen den zehnten Tag platzen die Bläschen und bilden eine Kruste, welche nach einigen Tagen abfällt. Während dem daß sich die Pusteln bilden und füllen, schwillt das Gesicht an; auch ist Halsweh und oft Schlingbeschwerde zugegen.

Aconit, während dem Entwickelungs= Stadium, wenn heftiges Fieber vorhanden ist. Eine Gabe alle drei Stunden.

Mercurius ist passend nach dem Erscheinen der Bläschen, besonders wenn Gesichtsge=

ſchwulſt, ſtinkender Mundgeruch und Spei=
chelfluß vorhanden iſt. Eine Gabe alle drei
oder vier Stunden.

Tartar. emetic. — Ein Hauptmittel in
dieſer Krankheit, und ſollte ſtets gegeben wer=
den, ſobald man Pocken vermuthet. Es er=
leichtert das krampfhafte Würgen, das Uebel=
ſein und den oft ſehr quälenden heiſeren
Huſten. Eine Gabe alle drei oder vier
Stunden.

Sulphur. — Gegen das Ende der Krank=
heit, wenn die Kruſten ſich gebildet haben.
Eine Gabe drei Mal täglich.

Allgemeines Verhalten. — Gleich
beim Beginn der Krankheit verdunkle man
das Zimmer. ſorge für gleichmäßige Tempe=
ratur und laſſe täglich friſche Luft ins Zim=
mer, ohne daß Zugluft den Kranken berührt.
Man gebe nichts als friſches Waſſer, Milch,
Gerſten= oder Haferſchleim. Zur Linderung
des Juckens beſtreiche man die Puſteln mit
Rahm vermittelſt eines feinen Pinſels.

Gemüthsbewegungen.

In Folge von heftigen Leidenſchaften und Gemüthsbewegungen wie Schreck, Aerger oder Zorn, entſtehen oft Unpäßlichkeiten Dieſe erfordern beſondere, der Entſtehungs=Urſache entſprechende Mittel.

Nachtheilige Folgen von Schreck.

Aconit, wenn Ohnmacht, Krämpfe oder Herzklopfen, von Schreck entſteht. Eine Gabe alle ein oder zwei Stunden, nach den Umſtänden.

Ignatia, wenn Durchfall in Folge von Schreck entſteht. Eine Gabe drei Mal täglich.

Nachtheilige Folgen von Kummer.

Ignatia, wenn Durchfall oder Kopfweh von Kummer und Gram entſteht. Eine Gabe drei Mal täglich.

Nachtheilige Folgen von Zorn oder Aerger.

Chamomilla iſt das paſſendſte Mittel, wenn Kolik, Durchfall, Verdauungsbeſchwerden, Kopfweh, Gelbſucht oder Krämpfe die Folgen eines Anfalles von Zorn oder Aerger ſind. Eine Gabe alle drei oder vier Stunden, nach Umſtänden.

Allgemeines Verhalten.—In vielen Fällen kann eine Neigung zu heftigen Gemüthsbewegungen durch diätetiſche Vorſchriften, kaltes Baden, Bewegung ꝛc. geregelt werden, und Perſonen, die ſolchen unterworfen ſind, ſollten alle ihnen zu Gebote ſtehenden Mittel anwenden, ihr Nervenſyſtem zu ſtärken und zu kräftigen.

Schlagfluß.

Kennzeichen.—Plötzlicher Verluſt des Bewußtſeins, der Sprache und Bewegung, Röthe oder Bläſſe des Geſichts, langſames ſchnarchendes Athmen; der Kranke liegt in einem schlafsüchtigen Zustande, aus dem er nicht zu erwecken ist.

Aconit, wenn Zeichen des Anfalls sich einstellen; heftiges Kopfweh über den Augen, besonders beim Bücken oder Husten.

Arnica, bei Lähmung der Glieder, beson= ders der linken Seite, und unwillführlichem Stuhl= und Harnabgang. Eine Gabe jede Stunde.

Belladonna, wenn Zeichen von Blut= andrang nach Kopf und Brust vorhanden sind. Eine Gabe jede Stunde.

Nux vomica, für Personen, die dem Trunk ergeben sind, oder Folgen von überladenem Magen. Eine Gabe jede Stunde.

Allgemeines Verhalten. — Man bringe den Kranken in eine kühle luftige Stube, entferne alle enge Kleidung, lasse den Kopf hoch liegen und die Füße in heißes Wasser stellen und sende schleunigst nach einem Arzte.

Blutandrang nach dem Kopfe.

Kennzeichen.—Vollheits- und Schwere-
gefühl im Kopfe; Kopfschmerzen, meist über
den Augen, durch Bücken, Husten 2c. verschlimmert; Klopfen der Kopfadern, Schwindel.

Aconit und **Belladonna** ist in den meisten
Fällen ausreichend. Eine Gabe abwechselnd
alle ein bis vier Stunden.

Nux vomica, bei Blutandrang von Verdauungsschwäche, von viel Sitzen, Stuhlverstopfung oder Genuß spirituöser Getränke.
Eine Gabe alle zwei bis vier Stunden.

Allgemeines Verhalten.—Als Vorbeugungsmittel mache man sich täglich Bewegung, vermeide erhitzende und aufregende
Getränke und gebrauche reichlich kaltes Wasser, sowohl innerlich wie äußerlich.

Schwindel

kann von Magenverderbniß, Schwäche oder
Blutandrang entstehen.

Belladonna. — Schwindel von Blutan=
drang nach dem Kopfe. Eine Gabe Mor=
gens und Abends.

Nux vomica. — Schwindel im Freien;
nach der Mahlzeit; schlimmer beim Bücken
oder des Morgens. Eine Gabe Morgens
und Abends.

Pulsatilla.—Schlimmer Abends; besser im
Freien. Eine Gabe Morgens und Abends.

Allgemeines Verhalten. — Wer
dem Schwindel unterworfen ist, gebrauche
reichlich kaltes Wasser, sowohl zum Trinken
wie zum Waschen, und gehe viel in die freie
Luft.

Kopfschmerzen.

Kopfschmerz kann aus verschiedenen Ur=
sachen entstehen, z. B. von Verdauungslei=
den, Katarrh, Blutandrang nach dem Kopfe,
Nervenschwäche rc. Er ist häufig nur das
Symptom einer andern Krankheit, welche
geheilt werden muß, ehe Linderung erfolgen
kann.

Gastrische Kopfschmerzen.

Bryonia. — Klopfender, zuckender oder ziehender Stirnkopfschmerz; Stuhlverstopfung; Uebelkeit und Erbrechen. Eine Gabe drei Mal täglich.

pecacuanha.—Uebelkeit; Erbrechen von Genossenem oder Galle. Eine Gabe drei Mal täglich

Nux vomica. — Uebelkeit und saures Erbrechen; Kopfweh, besonders über den Augen; Schwindel, Stuhlverstopfung. Eine Gabe drei Mal täglich.

Pulsatilla. — Uebelkeit oder Erbrechen von Speisen; halbseitige reißende oder zuckende Schmerzen, Klopfen und Stechen. Eine Gabe drei Mal täglich.

Katarrhalische Kopfschmerzen.

Belladonna.—Großes Vollheitsgefühl im Kopfe, besonders über den Augen; äußerste Empfindlichkeit gegen das geringste Geräusch. Eine Gabe drei Mal täglich.

Mercurius. — Vollheitsgefühl im Kopfe, reißende, ſtechende und bohrende Schmerzen, oder halbſeitiges Reißen bis in die Zähne, mit Stichen in den Ohren; Verſchlimmerung Nachts und durch Bettwärme. Eine Gabe drei Mal täglich.

Nux vomica. — Kopfweh und Schwere des Kopfes, beſonders beim Bewegen der Augen, mit Verſtopfung der Naſe. Eine Gabe drei Mal täglich.

Kopfſchmerzen von Blutandrang.

Belladonna. (Siehe katarrhaliſche Kopf=ſchmerzen.)

Bryonia. — Kopfweh, mit Zuſammen=preſſen im Kopfe; Stuhlverſtopfung. Eine Gabe drei Mal täglich.

Nux vomica. — Kopfweh, beſonders über den Augen; Stuhlverſtopfung; Schwindel; Schläfrigkeitsgefühl. Eine Gabe drei Mal täglich.

Nervöse Kopfschmerzen.

Coffea, wenn durch Aufregung hervor=
gerufen. Eine Gabe drei Mal täglich.

gnatia, wenn durch Gram entstanden;
momentane Erleichterung durch Bewegung.
Eine Gabe drei Mal täglich.

Nux vom. — Morgens schlimmer; erregt
durch Gemüthsbewegungen oder Müdigkeit
und erhöht in freier Luft oder nach dem Es=
sen. Eine Gabe drei Mal täglich.

Pulsatilla. — Abends schlimmer; besser in
freier Luft; erhöht im Zimmer oder beim
Niederlegen. Eine Gabe drei Mal täglich.

Periodische Kopfschmerzen.

Sulphur wird in den meisten Fällen sich
hülfreich erweisen. Eine Gabe drei Mal
täglich.

Rheumatische Kopfschmerzen.

Chamomilla. — Reißende einseitige Schmer=
zen, bis in die Kinnlade. Eine Gabe drei
Mal täglich.

Bryonia. — Stechende Schmerzen, schlim=
mer bei Bewegung und veränderlichem Wet=
ter. Eine Gabe drei Mal täglich.

Kopfschmerzen in Folge von Gram oder Zorn.
(Siehe Gemüthsbewegungen.)

Allgemeines Verhalten. — Halte
gute Diät, und bei katarrhalischen Kopf=
schmerzen wasche das Gesicht mit warmem
Wasser; bei nervösem Kopfweh lege man
sich in einem dunkeln Zimmer ruhig nieder
und gebrauche kalte Bäder als Vorbeugungs=
mittel. (Siehe Erkältungen.)

Nasenbluten

ist zuweilen eine heilsame Anstrengung der
Natur und erleichtert Kopfweh, Schwindel ꝛc.
    Arnica, nach Schlag, Stoß ꝛc. Eine
Gabe alle zwei Stunden.
    Belladonna, bei Zeichen von Blutandrang
nach dem Kopfe; Gesichtsröthe, Anschwel=

lung der Kopfadern. Eine Gabe alle drei
oder vier Stunden.

Rhus, wenn in Folge körperlicher An=
strengung. Eine Gabe drei oder vier Mal
täglich.

Allgemeines Verhalten. — Man
bade Nase und Gesicht mit kaltem Wasser;
oft hilft es, wenn man einen Schlüssel oder
sonst einen kalten Gegenstand hinten auf's
Genick drückt.

Katarrhalische Schwerhörigkeit.

Schwerhörigkeit entsteht oft durch oder ist
eine Folge von Erkältung.

Mercurius wird gewöhnlich Erleichterung
verschaffen. Eine Gabe alle vier Stunden.

Allgemeines Verhalten. — Man
halte das Ohr warm und bedecke es gut mit
Flanell. Wenn es sehr trocken und Mangel
an Ohrenschmalz vorhanden ist, so tröpfele
man ein wenig Glycerine auf ein Stückchen
Watte und bringe es sorgfältig in das Ohr.

3

Ohrenschmerzen

entstehen gewöhnlich nach Erkältung und werden häufig von Zahnschmerzen begleitet.

Chamomilla. — Reißende Schmerzen; Trockenheit der Ohren, besonders wenn durch Erkältung entstanden. Eine Gabe alle zwei Stunden.

Mercurius. — Bei stechenden Schmerzen, oder Reißen bis in die Backen und Zähne; Vermehrung der Schmerzen durch Bettwärme; Ausfließen von Ohrenschmalz. Eine Gabe alle zwei Stunden.

Pulsatilla. — Schmerzen mit Röthe, Geschwulst und Hitze des äußeren Ohres, mit Summen in den Ohren; Eiter-Ausfluß aus den Ohren. Eine Gabe alle zwei Stunden.

Allgemeines Verhalten.—Befeuchte ein Stückchen Watte mit einigen Tropfen Glycerine und bringe es in das Ohr; halte das Ohr warm.

Ohrenbrausen

entsteht häufig von Blutandrang nach dem Kopfe, von Erkältung ꝛc.

Belladonna, wenn es von Blutandrang nach dem Kopfe herrührt. Eine Gabe drei Mal täglich.

Nux vomica, wenn es des Morgens schlimmer ist. Eine Gabe drei Mal täglich.

Pulsatilla, wenn es sich des Abends ver= schlimmert. Eine Gabe drei Mal täglich.

Ohren-Entzündung.

Kennzeichen. — Große Schmerzen in den Ohren mit nachfolgender innerer und äußerer Geschwulst und Röthe.

Aconit bei starkem Fieber.

Pulsatilla ist das Hauptmittel in dieser Krankheit. Eine Gabe alle vier Stunden.

Allgemeines Verhalten. — Bei sehr heftigen Schmerzen lege man heißen Flanell oder heiße Kleien=Umschläge auf die leiden= den Theile.

Ohrdrüſen-Entzündung (Ziegenpeter).

Kennzeichen. — Geſchwulſt der Spei=
cheldrüſen hinter den Ohren und unter den
Kinnladen, begleitet von Fieber, Kopfweh ꝛc.

Belladonna, bei ſehr rothem Geſchwulſt,
oder wenn das Gehirn angegriffen iſt. Eine
Gabe alle vier Stunden.

Mercurius wird in den meiſten Fällen
genügen. Eine Gabe drei Mal täglich.

Allgemeines Verhalten. — Man be=
decke die leidenden Theile mit Flanell, und
vermeide ſich der Kälte auszuſetzen.

Geſichtsſchmerz.

Kennzeichen. — Dieſer ſehr peinigende
und gewöhnlich ſehr heftige reißende Schmerz
hat ſeinen Sitz im Geſichtsnerven und be=
ginnt oft am Ohr oder unter dem Auge ꝛc.

Aconit. — Röthe und Hitze des Geſichts;
große Unruhe und Aufregung. Eine Gabe
alle zwei Stunden.

Arsenicum. — Sehr heftige, brennende,

stechende Schmerzen, wie von unzähligen glühenden Nadeln, mit Kräfteverfall; schlimmer nach einer Mahlzeit; erleichtert durch äußerliche Hitze; großer Durst. Eine Gabe alle zwei Stunden.

Belladonna. — Wenn der Schmerz unter dem Auge am heftigsten ist; zuckende Schmerzen in den Wangenknochen und der Kinnlade; Schmerzen, die sich bis in den Augapfel ziehen. Eine Gabe alle zwei Stunden.

China. — Bei periodischen Anfällen; Verschlimmerung bei der leisesten Berührung. Eine Gabe alle zwei Stunden.

Allgemeines Verhalten. — Man halte Diät, wasche jeden Morgen das Gesicht mit kaltem Wasser, sowohl als Vorbeugungsmittel wie zur Unterstützung der Behandlung.

Geschwulst der Backen

entsteht gewöhnlich von Erkältung, Zahnschmerz oder einem Geschwür.

Chamomilla. — Harte Geschwulst; rothes

und heißes Gesicht.   Eine Gabe Morgens
und Abends.

Mercurius.—Wenn die Drüsen geschwol=
len und schmerzhaft sind und Speichelfluß
aus dem Munde vorhanden ist.   Eine Gabe
Morgens und Abends.

Allgemeines Verhalten. — Man
bähe das Gesicht mit heißem Wasser.

Geschwollene oder entzündete Drüsen.

Die Drüsen=Anschwellungen kommen oft
in Folge von Erkältung vor, und nur mit
dieser Form haben wir hier zu thun. Chroni=
sche Drüsen=Anschwellungen deuten auf eine
tiefliegende constitutionelle Krankheit und er=
fordern eine längere Kur.

Belladonna, wenn die Geschwulst ein sehr
rothes Aussehen hat und Entzündung vor=
handen ist. Eine Gabe Morgens und Abends.

Mercurius, wenn die Drüsen hart, roth,
heiß und beim Druck schmerzhaft sind.   Eine
Gabe Morgens und Abends.

Allgemeines Verhalten. — Man halte die Theile warm und gut mit Flanell bedeckt.

Augen-Entzündung.

Kennzeichen. — Hitze, Schmerzen und Röthe der Augen, Lichtscheu, Kopfweh und Fieber.

Aconit, im Beginn des Anfalls, wenn heftige Fieber-Symptome vorhanden sind. Eine Gabe Morgens und Abends.

Belladonna.—Röthe des Weißen im Auge; Lichtscheu; Schmerzen um die Augen herum oder im Kopfe. Eine Gabe Morgens und Abends.

Pulsatilla. — Schlimmer in freier Luft; Thränen- und Schleim-Absonderung; Zukleben der Augen. Eine Gabe Morgens und Abends.

Allgemeines Verhalten. — Man schütze das Auge vor Licht und Luftzug und bade es öfter mit warmer Milch und Wasser. (Siehe Nachtheilige Folgen von Erkältung.)

Augenlider-Entzündung.

Kennzeichen. — Röthe, Geschwulst und Schmerzhaftigkeit der Augenlider, innerlich und äußerlich.

Belladonna. — Geschwulst und Röthe der Lider mit beständigem Zusammenkleben. Eine Gabe Morgens und Abends.

Hepar. — Röthe der Lider, mit nächtlicher Zusammenklebung. Eine Gabe Morgens und Abends.

Pulsatilla. — Röthe der Lider, Schleim= absonderung, nächtliches Zusammenkleben.

Allgemeines Verhalten.—Man bade die Theile mit warmer Milch und Wasser.

Augenfluß (Thränen der Augen)

entsteht häufig von allgemeiner Schwäche der Augen, und nur diese Form ist es, welche wir hier behandeln.

Sulphur ist in vielen Fällen von Nutzen.

Allgemeines Verhalten.—Man bade die Augen häufig mit kaltem Wasser und halte

Diät. Da der allgemeine Gesundheitszustand in naher Verbindung mit schwachen Augen steht, so würde es rathsam sein, die unter dem Artikel über Verdauungsschwäche unter „Allgemeines Verhalten" gegebenen Rathschläge zu berücksichtigen.

Gerstenkorn.

Dies ist eine kleine harte Geschwulst am Augenlide, mit Entzündung und Fieber, und mehr oder minder schmerzhaft.

Pulsatilla. — Im Anfange, ehe die Eiterbildung begonnen hat. Eine Gabe Morgens und Abends.

Hepar. — Wenn die Eiterung angefangen hat. Eine Gabe Morgens und Abends.

Allgemeines Verhalten. — Man bade das Augenlid mit warmem Wasser, und wenn sich Eiter gebildet hat, mache man heiße Umschläge von Weißbrod und Milch.

Zahnbeschwerden der Kinder.

Der Durchbruch der Zähne bei Kindern verursacht vielerlei Krankheiten, welche häufig mit gefährlichen Zufällen verbunden sind. Die meisten während dem Zahnen auftretenden Beschwerden sind den unter „Schlaflosigkeit," „Durchfall," „Krämpfe" und „Zahnfieber" erwähnten ähnlich und erfordern gewöhnlich dieselbe Behandlung. Eine kurze Wieder=holung der Mittel wird hier genügen.

Coffea, bei Unruhe und Aufregung.

Nux oder **Bryonia,** wenn Stuhlverstopfung zugegen ist.

Chamomilla oder **Mercurius,** wenn Durch=fall vorhanden ist.

Aconit oder **Chamomilla,** bei Fieber.

Belladonna oder **Coffea,** bei Schlaflosig=keit.

Belladonna oder **Chamomilla,** wenn Kräm=pfe sich einstellen.

Calcarea, wenn der Durchbruch der Zähne sich sehr verzögert.

Eine Gabe des passenden Mittels kann zwei bis drei Mal täglich, den Umständen gemäß, gegeben werden.

Allgemeines Verhalten. — Besondere Aufmerksamkeit muß während der Zahnperiode der Nahrung des Kindes, welche einfach und nicht reizend sein sollte, gewidmet werden, und wenn das Kind noch nicht entwöhnt ist, sollte die Mutter dieselbe Vorsicht in ihrer Diät beobachten.

Schwämmchen.

Eine Krankheit der Säuglinge und Folge von Säurebildung oder Unreinlichkeit. Kleine Bläschen oder Geschwüre, die oft vom Munde durch die ganze Schleimhaut hindurch bis in den After hinab gehen.

Mercurius paßt in fast allen Fällen. Eine Gabe Morgens und Abends.

Sulphur muß **Mercurius** folgen, wenn es nothwendig ist. Eine Gabe Morgens und Abends.

Allgemeines Verhalten. — Man
ſorge für die größte Reinlichkeit, waſche den
Mund öfter mit lauwarmem Waſſer aus;
ſorge für Durchlüftung des Zimmers und
regelmäßigen Stuhlgang, und bringe das
Kind öfter in die friſche Luft, ſo oft es das
Wetter erlaubt.

Mundfäule.

Bei dieſer Krankheit entſtehen am Zahn=
fleiſch und der Schleimhaut des Mundes
kleine Geſchwürchen, die heftig ſchmerzen und
einen fauligen Geruch und bedeutenden Spei=
chelfluß verurſachen; zugleich wird das Zahn=
fleiſch ſchwammig, geſchwollen, mißfarbig, tritt
von den Zähnen zurück und blutet leicht.

Carbo veg., wenn Merkurmißbrauch die
Urſache iſt, oder das Zahnfleiſch leicht blutet.
Eine Gabe Morgens und Abends.

Mercurius iſt in den meiſten Fällen aus=
reichend. Eine Gabe Morgens und Abends.

Allgemeines Verhalten.—Während

der Heftigkeit der Krankheit vermeide man alle
Fleischspeisen, selbst Fleischsuppen; Mehlspei=
sen und Gemüse müssen die ganze Nahrung
ausmachen. Man halte den Mund rein und
vermeide arzneihaltige Zahnmittel.

Bluten des Zahnfleisches

ist zuweilen ein Zeichen von Magenverderb=
niß, entsteht aber auch häufig nach Merkur=
mißbrauch.

Carbo veg., wenn es von Merkurmiß=
brauch herrührt. Eine Gabe Morgens und
Abends.

Mercurius, in den meisten Fällen (aus=
genommen, wenn von Mißbrauch dieses Arz=
neistoffes herrührend), besonders wenn das
Zahnfleisch schwammig, geschwollen und
schmerzhaft ist. Eine Gabe Morgens und
Abends.

Allgemeines Verhalten. — Man
vermeide arzneihaltige Zahnmittel und reinige
die Zähne öfters mit einer weichen Bürste.

Zahngeschwür

kann von einem schlechten Zahne, einer Erkäl=
tung oder von Störung der Verdauungs=
organe entstehen.

Belladonna, bei großer Röthe und Ent=
zündung. Eine Gabe Morgens und Abends.

Hepar, wenn die Eiterung begonnen hat.
Eine Gabe Morgens und Abends.

Mercurius, wenn das Geschwür hart und
schmerzhaft ist.   Eine Gabe Morgens und
Abends.

Allgemeines Verhalten.—Man lege
eine warme Feige auf das Geschwür in den
Mund, halte den Kopf mit einem Tuch ver=
bunden, bade die Backe öfter und spüle den
Mund mit warmem Wasser aus.

Zahnschmerzen

entstehen von verschiedenen Ursachen, wie
Verdauungsschwäche, Rheumatismus, hohlen
Zähnen, Hysterie 2c.

Zahnſchmerzen von Erkältung: Chamomilla, Dulcamara, oder Mercurius.

Zahnſchmerzen von hohlen Zähnen: Belladonna, Mercurius, oder Nux vomica.

Zahnſchmerzen von Verdauungsſchwäche: Nux.

Nervöſe Zahnſchmerzen: Belladonna, Chamomilla, oder Nux.

Rheumatiſche Zahnſchmerzen: Chamomilla, oder Mercurius.

Zahnſchmerzen bei Kindern: Chamomilla.

Belladonna.—Schmerzen, welche ſich des Abends oder Nachts nach dem Niederlegen, oder in freier Luft und durch Eſſen und Bewegung verſchlimmern; Hitze und Röthe des Geſichts. Eine Gabe alle ein oder zwei Stunden.

Chamomilla.—Bei unerträglichen Schmerzen in einer ganzen Seite, ohne daß ein Zahn beſonders ergriffen iſt; Geſchwulſt und Röthe des Geſichts; Verſchlimmerung der Schmer=

zen Nachts in der Bettwärme, durch Genuß
von Warmem oder Kaffee. Gabe wie Belladonna.

Dulcamara, bei Zahnschmerz von Erkäl=
tung, besonders wenn Durchfall vorhanden
ist. Gabe wie Belladonna.

Mercurius, bei Schmerz in hohlen Zäh=
nen bis ins Ohr und die Augen, verschlim=
mert durch die Bettwärme oder durch Essen
und Trinken kalter Speisen und Getränke.
Gabe wie Belladonna.

Nux vomica, bei nagendem Schmerz in
hohlen Zähnen; Schmerz, als würde der
Zahn ausgerenkt, mit einzelnen heftigen Sti=
chen beim Lufteinziehen; schlimmer in freier
Luft; oder wenn von einer Störung in den
Verdauungsorganen herrührend. Gabe wie
Belladonna.

Allgemeines Verhalten.—Reinigen
der Zähne und Ausspülen des Mundes mit
kaltem Wasser, zwei bis drei Mal täglich, ist

zur Verhütung von Zahnschmerzen unumgänglich nothwendig.

Rachenbräune (Diphtheritis).

Diese Krankheit befällt nicht nur Kinder, sondern auch Erwachsene, und beginnt gewöhnlich mit einer heftigen Erkältung, mit Fieber und Schlingbeschwerden. Die Krankheit verläuft sehr rasch und zeichnet sich dadurch aus, daß der Kräfteverfall in gar keinem Verhältniß zu der Krankheitsdauer steht. In mild verlaufenden Fällen ist der Schlund einfach roth und geschwollen, wie bei Mandelentzündung oder Scharlachfieber. Diese Fälle weichen gewöhnlich den bei Halsweh verordneten Mitteln.

Das Kennzeichen der Diphtheritis ist ein weißlicher Anflug auf der Mund= oder Rachenschleimhaut, der sich verdickt und dann als rahmartige Haut (Membran) auf der tiefrothen Schleimhaut in Fetzen locker aufzusitzen scheint, welche das Aussehen haben,

als ſei ein Stück dicke Sahne auf die Schleim=
haut gelegt. Die Membranbildung greift
bald weiter um ſich und bedeckt in kurzer Zeit
die ganze Mund= und Rachenhöhle bis zum
Kehlkopf. Es ſtellt ſich dann Athembeklem=
mung ein, und es iſt dem Patienten faſt
unmöglich zu ſprechen oder zu ſchlucken.
Der ſtinkende Athem iſt ſtets ein Zeichen
von ſchlimmer Bedeutung. Der plötzliche
Kräfteverfall, die charakteriſtiſche Membran=
bildung und der eigenthümliche Geruch des
Athems unterſcheidet die Diphtheritis vom ge=
wöhnlichen Halsweh, Scharlachfieber, Man=
delentzündung und geſchwüriger Halsentzün=
dung.

Behandlung.—Belladonna und Mercurius jodatus, abwechſelnd in den erſten
Stadien oder milderen Formen von Diphthe=
ritis, mit Wundheitsſchmerz, Brennen und
Stechen im Halſe, Krampf und Verengerungs=
gefühl im Schlunde, heftige Stiche im Halſe
und den Mandeln, beſonders beim Schlingen;

Geschwulst des Zahnfleisches und der Zunge.
Eine Gabe stündlich oder zweistündlich ab=
wechselnd.

Kali bichromicum und **Mercurius jodatus** abwechselnd, sind gewöhnlich bei den hef=
tigeren Formen oder den späteren Stadien der
Diphtheritis die erfolgreichsten Mittel und
sollten in der ersten Verreibung in ein oder
zwei Gran=Gaben, alle ein bis zwei Stun=
den gegeben werden.

Diese Mittel sollten wenigstens zwölf Stun=
den lang abwechselnd gegeben und der Zeit=
raum zwischen den Gaben verlängert werden,
wenn die Krankheit nachläßt.

Aconit, bei starken Fieber=Symptomen.
Eine Gabe gelegentlich, in Verbindung mit
den andern Mitteln.

Aeußerlich sind Umschläge von Salzwasser,
mit Flanell überbunden, sehr zu empfehlen.
Wenn der Patient alt genug ist, sollte er öf=
ter mit lauwarmem Salzwasser gurgeln, oder
auch mit einer Auflösung von Kali chlori-

cum (ein Theil Kali chlor. auf sechzehn Theile Wasser).

Diät. — Kräftige Fleischbrühe, Wein=suppe, Branntwein und Wasser ꝛc. gebe man im Verhältniß zum Kräfteverlust des Patien=ten. Eine nährende und stärkende Diät sollte von Anfang an eingehalten werden.

Diese gefährliche Krankheit erfordert die prompte Behandlung eines zuverlässigen ho=möopathischen Arztes.

Mandelbräune.

Kennzeichen.—Röthe, Geschwulst und Entzündung der Mandeln, mit großem Schmerz und Schwierigkeit beim Schlingen und Schlucken, und Fieber=Symptomen.

Aconit im Anfang, wenn die Fieber=Symptome heftig sind. Eine Gabe alle vier Stunden.

Belladonna.—Großer Durst, helle Röthe des Gaumens und Halses; äußere Hals=geschwulst; schwieriges Schlingen mit einer

Art Zuſommenſchnüren im Halſe beim Trin=
ken. Eine Gabe alle vier Stunden.

Mercurius. — Stechende Schmerzen im
Halſe, die ſich bis nach dem Ohr erſtrecken;
ſtarker Speichelfluß; garſtiger Mundge=
ſchmack; Geſchwürchen im Halſe; Fieber=
ſchauer. Eine Gabe alle vier Stunden.

Mercurius jodatus iſt das beſte Präparat
von Mercurius in dieſer Krankheit.

Belladonna und **Mercurius** kann man im
Wechſel geben.

Allgemeines Verhalten. — Einath=
men von Dämpfen gibt oft Linderung.

Einfache Halsentzündung.

Kennzeichen. — Röthe und Trockenheit
des Halſes; Schmerzen beim Schlucken,
welche ſich zuweilen bis nach den Ohren aus=
dehnen; Heiſerkeit, zuweilen Stimmloſigkeit
und Fieber=Symptome.

Belladonna. — Schmerz, Röthe und Trof=
kenheit im Halſe; ſchwieriges Schlucken.
Eine Gabe drei Mal täglich.

Mercurius. — Stechende Schmerzen, die sich bis nach den Ohren ausdehnen; belegte Zunge 2c. Eine Gabe drei Mal täglich.

Allgemeines Verhalten. — Einathmen von Dampf erleichtert häufig die Trockenheit und Schmerzen im Halse. Umschläge von kaltem Wasser um den Hals bringen oft Linderung.

Halsentzündung, geschwürige.

Belladonna, Mercurius. (Siehe Mandelbräune.)

Arsenicum gebe man bei fauligen oder brandigen Geschwüren im Halse, besonders wenn große Schwäche damit verbunden ist. Eine Gabe alle zwei oder drei Stunden.

Halsweh, mit Verlängerung des Zäpfchens.

Kennzeichen. — Zuweilen hängt das Zäpfchen niedriger wie gewöhnlich, was durch eine Erschlaffung der Muskeln desselben verursacht wird. Dieser Zustand ist ge=

wöhnlich mit Huſten, von Kitzeln im Halſe, leichter Entzündung und Halsweh begleitet.

Nux vomica, wenn von Störung der Verdauungsorgane begleitet. Eine Gabe zwei oder drei Mal täglich.

Mercurius, wenn von Erkältung entſtan= den, mit Geſchwulſt der Mandeln. Eine Gabe zwei oder drei Mal täglich.

Allgemeines Verhalten.—Begießen des Nackens mit kaltem Waſſer, drei bis vier Mal täglich, iſt ſehr heilſam.

Halsweh der Prediger.

Dies iſt eine Art chroniſche Heiſerkeit und Schwäche der Stimme, durch zu große An= ſtrengung der Stimmkräfte verurſacht, wie ſolches bei Predigern, Sängern, Advokaten ꝛc. vorkommt.

Hepar, Phosphorus, Spongia. — Das eine oder andere dieſer Mittel wird man in dieſem Uebel von Nutzen finden. Eine Gabe Morgens und Abends.

Allgemeines Verhalten. — Deftere örtliche Anwendung von kaltem Waſſer iſt ſehr vortheilhaft.

Huſten

entſteht aus Reizungen der Athmungsorgane, oder iſt Begleiter anderer Leiden, z. B. des Magens, der Leber ꝛc.

Trockener Huſten.

Belladonna. — Krampfhafter Huſten, mit oder ohne Halsweh; Kopfweh beim Huſten; Nachts ſchlimmer. Eine Gabe alle zwei oder drei Stunden.

Bryonia. — Stiche in der Seite, oder Bruſtſchmerzen, ſchwieriger Auswurf. Eine Gabe alle zwei oder drei Stunden.

Nux vomica. — Huſten von rauhem, ſchar= rigem Gefühl im Halſe und Kitzel im Gau= men, mit Schmerz, als ſollte der Kopf zer= ſpringen, oder Schmerz im Magen oder unter den Rippen, früh am ärgſten; zäher Schleim im Halſe, ſchwer ſich löſend. Eine Gabe alle zwei oder drei Stunden.

Lockerer Husten mit Auswurf.

Dulcamara, besonders nach Erkältung; lockerer Husten mit leichtem Auswurf. Eine Gabe alle drei Stunden.

Pulsatilla.—Leicht lösender Auswurf oder Schleimrasseln, Stimmlosigkeit. Eine Gabe alle drei oder vier Stunden.

Sulphur in hartnäckigen Fällen, mit reich= lichem Schleimauswurf. Eine Gabe drei Mal täglich.

Husten mit Heiserkeit.

Mercurius.—Heiserkeit, Halsweh, trocke= ner erschütternder Husten. Eine Gabe drei Mal täglich.

Phosphorus. — Heiserkeit, Husten mit Brustschmerzen, Stimmlosigkeit. Eine Gabe drei Mal täglich.

Carbo vegetabilis. — Husten nach der geringsten Erkältung, hartnäckige Heiserkeit oder Stimmlosigkeit.

Kali bichromicum. — Husten mit sehr

4

zähem Schleimauswurf und Athembeſchwer=
den und folgendem Schwindel.

Huſten mit Halsweh.

Belladonna. — (Siehe Huſten, trockener;
Halsentzündung, einfache.)

Mercurius. — Trockener, erſchütternder
Huſten. (Siehe Halsentzündung, einfache.)

Magenhuſten.

Bryonia, wenn der Huſten nach Eſſen
oder Trinken entſteht, mit Erbrechen des Ge=
noſſenen. Eine Gabe drei Mal täglich.

Nux vomica.—Zerſchlagenheitsgefühl im
Magen und in der Seite, und Schmerzen
in dieſen Theilen beim Huſten. Eine Gabe
drei Mal täglich.

Allgemeines Verhalten.—Oefteres
Einathmen von Dämpfen iſt ſehr förderlich
bei trockenem Krampfhuſten; Perſonen, die
zu Erkältungen geneigt ſind, ſollten die Bruſt
täglich mit kaltem Waſſer waſchen und dann
mit einem rauhen Handtuch tüchtig abreiben.

Croup (häutige Bräune).

Kennzeichen. — Beginnend wie eine gewöhnliche Erkältung, oft aber auch plötz= lich ohne alle Vorläufer tritt in den ersten Nachtstunden, bei trockener brennender Fieber= hitze, ein rauher, bellender oder krähender Husten auf, welcher ein charakteristisches Kennzeichen dieser Krankheit ist. Zwischen den Husten=Anfällen hört man bei jedem Atbemzuge ein Pfeifen oder Sägen in der Luftröhre. Die Krankheit verläuft sehr rasch und ist zuweilen schon in wenigen Stunden tödtlich.

Aconit. — Brennende Hitze, Durst, kurzer trockener Husten, schnelles Athmen. Eine Gabe ein= oder zweistündlich.

Hepar. — Schleimrasseln; lockerer Husten, ohne viel Fieber; Erstickungsgefühl von Schleim im Halse. Eine Gabe alle zwei Stunden.

Spongia. — Hohler, trockener, bellender

Husten; geräuschvolles Athmen; Erstickungs=
Anfälle. Eine Gabe alle zwei Stunden.

Aconit und **Spongia** können abwechselnd
und bei sehr heftigen Anfällen alle fünfzehn
Minuten gegeben werden.

Allgemeines Verhalten. — Man
bringe das Kind sofort in ein warmes Bad.

Heiserkeit.

Begleitet gewöhnlich, oder ist die Folge
einer Erkältung.

Belladonna.—Heiserkeit, mit Halsentzün=
dung oder mit Schnupfen, bis zur Stimm=
losigkeit. Eine Gabe Morgens und Abends.

Carbo veg. — Hartnäckige langwierige
Heiserkeit; schlimmer bei feuchtem Wetter,
durch Sprechen und des Abends. Eine Gabe
Morgens und Abends.

Dulcamara. — Heiserkeit von Erkältung,
besonders feuchter oder nasser Kälte. Eine
Gabe drei Mal täglich.

Hepar, in langwierigen Fällen, mit oder

ohne trockenen Husten. Eine Gabe Mor=
gens und Abends.

Mercurius, wenn mit Schnupfen, Hals=
weh oder Husten verbunden. Eine Gabe Mor=
gens und Abends.

Phosphorus. — Krankheit= und Wund=
heitsgefühl des Halses und der Brust, beson=
ders in langwierigen Fällen. Eine Gabe
zwei oder drei Mal täglich.

Pulsatilla, bei lockerem Husten; Brust=
schmerzen; Absonderung eines dicken Schlei=
mes aus der Nase. Eine Gabe Morgens und
Abends.

Allgemeines Verhalten.—Man wa=
sche Nacken und Gesicht öfters mit kaltem
Wasser. (Siehe Husten, nachtheilige Fol=
gen von Erkältung, Stimmlosigkeit ꝛc.)

Stimmlosigkeit

meistens die Folge von Erkältung und ge=
wöhnlich ein höherer Grad von Heiserkeit.

Belladonna. — (Siehe Heiserkeit.)

Mercurius. — Rauhheit im Halse; Verschlimmerung Nachts und durch jeden Luftzug.

Phosphorus. — Trockenheit der Luftröhre und Brust; langwierige Stimmlosigkeit oder wenn mit Husten verbunden. Eine Gabe drei Mal täglich.

Allgemeines Verhalten.—Umschläge von kaltem Wasser verschaffen gewöhnlich Erleichterung.

Keuchhusten (Blauer Husten).

Kennzeichen. — Ist in drei Stadien getheilt; erstens, die Symptome einer Erkältung; zweitens, der Husten zeichnet sich durch seinen krankhaften und erstickenden Charakter aus, der in Anfällen auftritt, mit schnellen Ausstoßungen kurzer, bellender, stöhnender, pfeifender Hustentöne, die immer wieder von Neuem beginnen, bis das Kind Schleim herauswürgt oder bricht, öfters selbst Blut. Oft klingt es nur rasselnd, oder die Kinder schlucken den Schleim hinab; drittens der Husten

wird löslich und der begleitende eigenthüm=
liche Ton verschwindet.

Belladonna. — Trockner, bellender Husten,
mit Zeichen von Gehirnstörung, Halsweh.
Eine Gabe drei Mal täglich, den Umständen
gemäß.

Ipecacuanha. — Erstickungsgefahr; Blau=
werden im Gesicht; Schleimansammlung auf
der Brust. Eine Gabe drei Mal täglich.

Drosera,* wenn der Husten völlig ausge=
bildet ist; schnell wiederkehrende Hustenanfälle
mit klingendem Schalle, besonders Nachts;
Erbrechen des Genossenen, ohne Fieber. Eine
Gabe drei Mal täglich.

Cuprum. — Plötzlich auftretende Fälle von
Keuchhusten, mit Krämpfen, Starrwerden und
Ausbleiben des Athems, mit nachfolgendem
Erbrechen und großer Schwäche.

Pulsatilla, im dritten Stadium, wenn der

---

* Da Drosera in diesem Buche nur bei Keuchhusten
empfohlen ist, so ist es in der Liste von Medizinen nicht
mit angeführt. Es kann besonders gekauft werden.

Husten trocken ist. Eine Gabe zwei oder drei Mal täglich.

Allgemeines Verhalten.—Im ersten Stadium sollte eine leichte, und im zweiten eine nährende Diät beobachtet werden. Luft=veränderung ist in dieser Krankheit von gro=ßem Nutzen.

Grippe (Influenza).

Kennzeichen. — Beginnt mit Fieber=schauer, Ziehen in den Gliedern, Kopfschmer=zen mit nachfolgender Verstopfung der Nase, häufigem Nießen, Fließschnupfen, Halsweh, Heiserkeit, Husten, Appetitlosigkeit, großer Schwäche, 2c.

Arsenicum. — Große Schwäche; Husten; Uebelkeit; wässeriger, scharfer Nasen=Ausfluß. Eine Gabe drei Mal täglich.

Mercurius. — Halsweh; Fließschnupfen; trockner Husten; geschwollene Mandeln. Eine Gabe drei Mal täglich.

Allgemeines Verhalten. — Es ist

zweckmäßig, ein oder zwei Tage, je nach der
Heftigkeit des Anfalls, das Bett zu hüten,
und im Uebrigen behandle man wie bei
Schnupfen. (Siehe Schnupfen).

Luftröhren-Entzündung

(Bronchial Katarrh).

Kennzeichen. — Fieber; Husten, erst
trocken, dann spärlicher, und später mehr
reichlicher Auswurf; zuweilen mit Brust=
schmerzen und Heiserkeit.

Bryonia. — Heftiger trockener Husten;
stechende Schmerzen in der Seite; Kopf=
schmerzen; Erbrechen. Eine Gabe alle drei
oder vier Stunden.

Chamomilla. — Trockener Husten oder
mit spärlichem Schleimauswurf von Kitzeln
im Kehlkopf und in der Brust; Nachts
schlimmer. Eine Gabe alle drei oder vier
Stunden.

Mercurius.—Trockener erschütternder Hu=
sten; Heiserkeit; Kopfbenommenheit; Schweiß=

4*

ausbruch während des Hustens. Gabe wie Bryonia.

Phosphorus. — Trockener Husten, von Kitzel im Halse, oder mit Brustschmerzen, und begleitet von Heiserkeit oder Stimmlosig= keit. Eine Gabe drei Mal täglich.

Pulsatilla. — Loser Husten; Schleimras= seln; schlimmer beim Niederlegen. Gabe wie Bryonia.

Tartar emetic. — Im zweiten Stadium; bei vielem Schleimrasseln in den Luftwegen; Uebelkeit durch große Schleimansammlung, mit Hustenanfällen :c. Gabe wie Bryonia.

Kali bichromicum, in langwierigen Fäl= len, mit Ansammlung von zähem, schwer sich lösendem Schleim. Eine Gabe drei Mal täglich.

Allgemeines Verhalten. — Bei Bronchial=Katarrh oder Schnupfen nehme man ein warmes Fußbad vor Schlafengehen und esse wenig. Zur Vorbeugung von Er= kältungen nehme man jeden Morgen ein

Schauerbad, oder wasche den ganzen Körper täglich mit kaltem Wasser. (Siehe Husten, Influenza.)

Asthma, Brustkrampf.

Kennzeichen.—Anfallsweise auftretende Kurzathmigkeit oder Athemnoth, mit krampf= haftem Zusammenschnüren der Brust, Husten und geräuschvollem Athmen.

Arsenicum. — Beschwerliches Athmen; schlimmer Nachts beim Niederlegen; nächt= liche Erstickungsanfälle; Brustbeklemmung und große Schwäche; kalte Schweiße 2c. Eine Gabe jede Stunde.

Ipecacuanha.—Erstickungsanfälle; Ge= fühl von Zusammenschnürung und Schleim= rasseln in der Brust. Eine Gabe jede Stunde.

Nux vomica. — Beklemmung, besonders des unteren Theiles der Brust; kurzer Hu= sten, Verdauungsschwäche. Eine Gabe alle zwei Stunden.

Allgemeines Verhalten. — Wenn

die erften Symptome des Anfalls fich zeigen,
ftecke Hände und Füße in heißes Waffer
und athme den Dampf ein; Perfonen, die
zu Afthma geneigt find, follten fehr vorfichtig
in ihrer Diät fein.

Millar'fches Afthma
(Bruftkrampf der Kinder).

Kennzeichen. — Unterfcheidet fich von
Croup dadurch, daß die Kinder meift aus
ganz ruhigem Schlaf mit vollftändigem Er=
ftickungskrampfe erwachen, fowie durch den
vorübergehenden Charakter der Anfälle und
die Abwefenheit von Fieber.

Chamomilla. — Kurzer Athem, Unruhe
und Schreien; Aufblähung des Magens.
Eine Gabe jede Stunde.

Ipecacuanha. — Erftickungsgefahr, mit
blauem Geficht. Eine Gabe jede Stunde.

Sambucus.* —Wenn der Anfall während

---

* Sambucus ift nicht in der Lifte der Medizinen mit

des Schlafs beginnt; trockener Husten und
Schreien. Eine Gabe jede Stunde.

Allgemeines Verhalten. — Man
lege einen in heißes Wasser getauchten
Schwamm auf den Hals. (Siehe Croup.)

Schnupfen.

Kennzeichen.—Beginnt gewöhnlich mit
Frösteln, mit folgendem leichten Fieber, Kopfweh, Schwere im Kopfe, Gefühl als sei die
Nase verstopft, Niesen, vermehrte Schleim-
absonderung aus der Nase.

Trockener oder Stockschnupfen.

Nux vomica. — Kopfschmerzen, Verstopfung der Nasenlöcher, Kopfbenommenheit,
Gliederschmerzen. Eine Gabe vier Mal täglich.

Fließschnupfen.

Arsenicum bei Ausfluß von wässerigem
scharfem Schleim; Uebelkeit und Schwäche-

aufgeführt, da es nur bei dieser Krankheit empfohlen ist.
Man kann es separat kaufen.

gefühl, Beſſerung durch Wärme. Eine Gabe
vier Mal täglich.

Mercurius.—Häufiges Nieſen; Schleim=
ausfluß aus der Naſe; Wundheit der Naſe
und obern Lippe; Kopfweh. Eine Gabe
vier Mal täglich.

Pulsatilla.— Wenn der Kranke nicht rie=
chen oder ſchmecken kann, und bei Abgang
von dickem, gelbgrünem oder übelriechendem
Schleim. Eine Gabe vier Mal täglich.

Chroniſcher Schnupfen.

Kali bichromicum. — Langwieriger
Schnupfen, mit Heiſerkeit; zäher, fadenzie=
hender Speichelauswurf; chroniſcher, ent=
zündeter oder geſchwüriger böſer Hals; Hu=
ſten ꝛc.

Sulphur. — Langwieriger Schnupfen mit
reichlichem Schleimausfluß und bei vorhan-
denen Hautausſchlägen.

Schnupfen der Säuglinge

Die Hauptursachen dieses Uebels sind, wenn die Kinder unklugerweise der Kälte ausgesetzt werden und der Bekleidung nicht die nöthige Aufmerksamkeit geschenkt wird.

Chamomilla. — Nasenverstopfung mit Wasserlaufen aus der Nase; Husten. Eine Gabe drei Mal täglich.

Nux vomica. — Bei trockener Nasenverstopfung, die am Saugen hindert und beim Schlafen den Mund offen zu halten nöthigt. Eine Gabe drei Mal täglich.

Allgemeines Verhalten.—Bei trockner Nasenverstopfung kann man die Nase äußerlich und innerlich mit ein wenig Mandelöl (sweet oil) oder Fett einreiben, oder wenn die Haut rauh ist, gebrauche man ein wenig Glycerin.

Lungenfell-Entzündung.

Kennzeichen. — Diese Entzündung kommt in Verbindung mit Lungenentzün=

dung oder auch allein vor und charakteriſirt
ſich durch Fieber, heftiges Seitenſtechen oder
Drücken, vermehrt durch Sprechen, Athmen,
Huſten oder Druck; trockenen Huſten, kurz=
abgeſtoßenes Athmen.

Aconit muß gegeben werden, ſo lange wie
Fieber, Schmerzen und Huſten heftig ſind.
Eine Gabe alle drei oder vier Stunden.

Bryonia, wenn nach Aconit noch Seiten=
ſtechen zurückbleibt. Eine Gabe alle drei
oder vier Stunden.

Sulphur, zur Vollendung der Kur, wenn
die Seite gegen Luft oder Bewegung noch
empfindlich bleibt. Eine Gabe Morgens
und Abends.

Allgemeines Verhalten.—Der Pa=
tient muß im Bette bleiben, und die Diät
muß aus mehligen Nahrungsmitteln, Hafer=
oder Gerſtenſchleim 2c. beſtehen.

Uebler Mundgeruch

entſteht durch Verdauungsſtörungen, Mer=

kurmißbrauch, hohle Zähne, Krankheiten des Zahnfleisches, oder Mangel an Reinlichkeit.

Carbo veget., wenn von Merkurmiß= brauch entstehend; leicht blutendes Zahn= fleisch. Eine Gabe Morgens und Abends.

Mercurius, wenn von Krankheit des Zahnfleisches oder Mundfäule entstehend. Eine Gabe Morgens und Abends.

Nux vomica, wenn Verdauungsstörungen vorhanden sind; besonders wenn der Mund= geruch hauptsächlich Morgens sich bemerklich macht.

Pulsatilla, bei üblem Geruch, besonders Nachts. Eine Gabe Morgens und Abends.

Allgemeines Verhalten.—Man sei vorsichtig mit der Diät und spüle den Mund öfters mit warmem Wasser aus; die hohlen Zähne reinige man und sorge dafür, daß nach dem Essen keine Speisereste im Mund verbleiben.

Blähungsbeschwerden.

Die übermäßige Bildung und Anhäufung von Blähungen beruht im Allgemeinen auf Verdauungsschwäche und entsteht häufig nach dem Genuß von blähenden oder fetten Speisen, übermäßigem Kaffee= oder Theetrinken ꝛc.

China, wenn von blähenden Speisen ent= stehend. Eine Gabe Morgens und Abends.

Nux vom., besonders wenn die Beschwer= den nach Trinken entstehen. Eine Gabe Morgens und Abends.

Pulsatilla, wenn von dem Genuß fetter oder schwerer Speisen entstehend. Eine Gabe Morgens und Abends.

Allgemeines Verhalten. — Man regele die Diät, wenn solche die Ursache der Erkrankung bildet, und vermeide zu fette, schwer verdauliche und blähende Speisen. Ist vieles Stubensitzen schuld, so mache man sich fleißige Bewegung in freier Luft.

Magenverderbniß, Magenſchwäche

entſteht durch Ueberladung des Magens, zu ſchnelles Eſſen, ſchädliche Genüſſe, Gemüths= bewegung, Erkältung ꝛc.

Magenverderbniß entſteht häufig von Diät= fehlern und von Genüſſen, welche der Magen nicht vertragen kann, in welchem Falle es die Form einer vorübergehenden Unverdaulich= keit (Indigestion) annimmt; wenn aber durch beſtändige Vernachläſſigung die Ver= dauungsorgane geſchwächt werden, ſo iſt chroniſche Unverdaulichkeit oder Magen= ſchwäche (Dyspepsia) die Folge.

Ein vorübergehender Anfall von Magen= ſchwäche in Folge von Mißbrauch gewiſſer Speiſen und Getränke erfordert beſondere Mittel, nach Beſchaffenheit und Umſtänden der Entſtehungsurſache, wie bei

Magenverderbniß durch Eſſen u. Trinken.

Pulsatilla bei Verderbniß durch fette Spei= ſen, Schweinefleiſch, Buttergebackenes ꝛc.

Nux bei Verderbniß durch Kaffee, Wein ꝛc.

Arsenicum oder **Pulsatilla** bei Verderbniß durch Früchte oder Eis.

Aconit bei Verderbniß durch Zucker und Süßigkeiten.

Carbo vegetabilis bei Verderbniß durch Salziges.

China bei Verderbniß durch Fauliges und Gegohrnes.

Rhus bei Verderbniß durch Schalthiere, Muscheln ꝛc.

Bei Neſſelausſchlag durch ungeſunde Speiſen. (Siehe Neſſelfrieſel.)

Magenverderbniß durch Gemüthsbewegung u. ſ. w.

Chamomilla bei Verderbniß durch Aerger oder Zorn.

Aconit bei Verderbniß durch Furcht.

Ignatia bei Verderbniß durch Gram oder Kummer.

China oder **Nux** bei Verderbniß durch Schwäche.

Bryonia oder **Nux** bei Verderbniß durch sitzende Lebensweise.

Magenverderbniß durch Erkältung. (Siehe Erkältungen.)

Eine Gabe des passenden Mittels gebe man, den Umständen gemäß, alle vier bis sechs Stunden.

Symptome.—Sodbrennen, Blähungen, Uebelkeit, Leibschmerzen, Herzklopfen, Kopfweh 2c.; eins, mehrere oder alle diese Symptome können vorhanden sein, und für die Behandlung jedes einzelnen siehe unter den verschiedenen Abschnitten nach. Eine kurze gedrängte Uebersicht der hauptsächlichsten, von Magenverderbniß herrührenden Beschwerden nebst den in jedem einzelnen Falle passendsten Mitteln folgt hierbei.

Alpdrücken.—Nux oder Pulsatilla.

Blähungen.—China, Nux oder Pulsatilla.

Durchfall.—Pulsatilla.

Gallen = Beschwerden. — Chamomilla, Mercurius oder Nux.

Herzklopfen.—Nux oder Pulsatilla.

Kolik. — Nux, Pulsatilla oder Colocynthis.

Kopfschmerzen. — Bryonia, Nux oder Pulsatilla.

Sodbrennen.—Nux oder Sulphur.

Uebelkeit und Erbrechen.—Ipecacuanha, Nux oder Pulsatilla.

Verstopfung.—Bryonia oder Nux.

Bryonia.—Magenverderbniß bei Personen, welche zu Entzündung der Schleimhäute, Rheumatismen ꝛc. Anlage haben, oder im Sommer; Verstopfung. Eine Gabe Morgens und Abends.

China. — Unverdaulichkeit in Folge von Schwäche durch Blutverlust, Abführmittel ꝛc. Eine Gabe Morgens und Abends.

Hepar ist beinahe ein specifisches Mittel (mit einer gelegentlichen Gabe Sulphur)

in chronischen und langwierigen Fällen von
Verdauungsschwäche.

Ipecacuanha. — Magenverderbniß, mit
Uebelkeit und Erbrechen. Eine Gabe drei
Mal täglich.

Nux vomica. — Eins der besten Mittel
für Magenverderbniß und besonders für Per=
sonen von lebhaftem, energischem, sanguini=
schem Temperament mit Anlage zu Verstop=
fung oder Hämorrhoiden, geeignet. Eine
Gabe Morgens und Abends.

Pulsatilla. — Wie Nux vomica, aber
besonders passend für das weibliche Geschlecht
und Personen von sanfter Gemüthsart, mit
Neigung zu Durchfall ꝛc. Eine Gabe Mor=
gens und Abends.

Sulphur. — In den meisten Fällen von
chronischer Verdauungsschwäche oder Magen=
verderbniß bei Personen mit nervösem und
reizbarem Temperament, mit Anlage zu Hä=
morrhoiden. Eine Gabe.

Allgemeines Verhalten. — Die

besten Regeln zur Verhütung der Verdau=
ungsbeschwerden sind: Man stehe früh auf,
trinke sogleich ein Glas kaltes Wasser und
wasche sich von Kopf bis Fuß mit kaltem
Wasser, reibe die Haut vollkommen trocken
und mache sich, wenn möglich, Bewegung in
der freien Luft, oder sonst im Hause, bis man
wieder vollkommen warm ist. Man trage
hinreichende Kleidung, nehme drei Mahlzei=
ten täglich, ein tüchtiges Frühstück, ein kräf=
tiges Mittagsessen und ein leichtes Abend=
brod; beobachte eine einfache und gesunde
Diät; vermeide alle stark gewürzten Spei=
sen 2c., und Alles, was Einem nicht bekommt;
esse langsam, kaue gründlich, trinke mäßig
und für gewöhnlich Wasser zum Mittags=
essen; zum Frühstück und Thee schwachen
Thee oder Cacao; ein Glas Wasser zwei
Stunden nach einer Mahlzeit befördert die
Verdauung; strenge weder Geist noch Körper
unmittelbar nach einer Mahlzeit an; mache
täglich einen Spaziergang, — die beste Zeit

ist zwischen Frühstück und Mittagsessen; —
enthalte sich aller Reiz= und Abführmittel,
gehe früh zu Bett und befleißige sich einer
heiteren und zufriedenen Stimmung.

Magensäure der Kinder.

Gibt sich durch Durchfall zu erkennen, die
Ausleerungen sind gewöhnlich grün; große
Unruhe.

Chamomilla wird in den meisten Fällen
genügen. Eine Gabe drei oder vier Mal
täglich.

Allgemeines Verhalten. — Man
gebe dem Kinde hinreichende Bewegung und
vermindere die Quantität der Nahrung.

Hodbrennen.

Kennzeichen. — Ein vom Magen nach
der Speiseröhre und dem Munde aufsteigen=
des, schmerzhaftes, brennendes Gefühl, von
Unverdaulichkeit entstehend.

Nux vomica, besonders wenn es von sitz=

ender Lebensweise oder spirituösen Getränken herrührt. Eine Gabe drei Mal täglich.

Sulphur erleichtert heftiges Sodbrennen in den meisten Fällen, oder kann nach Nux gegeben werden.

Allgemeines Verhalten. — Ein Glas kaltes Wasser erleichtert oft den pressenden, brennenden Schmerz. Die an Sodbrennen Leidenden sollten genau die bei „Magenverderbniß" unter „Allgemeines Verhalten" gegebenen Rathschläge befolgen.

Magenkrampf.

Kennzeichen. — Der Magenkrampf beruht auf einer erhöhten Reizbarkeit der Magennerven, und kann aus verschiedenen Ursachen entstehen, z. B., durch Gemüthsbewegungen, unverdauliche Speisen 2c., und ist von krampfhaften und zusammenziehenden Schmerzen im Magen oder einem Gefühl von Zusammenschnürung in diesem Organ, verbunden; häufig ist Uebelkeit oder Erbrechen und selbst Ohnmachtsgefühl zugegen, welches durch Essen erleichtert oder verschlimmert werden kann.

Carbo veg. — Schmerzen durch Druck verschlimmert; schlimmer nach Essen und beim Niederlegen. Eine Gabe alle vier Stunden.

Cocculus. — Drücken, Klemmen und Raffen, besonders Zusammenschnüren gleich nach dem Essen, erleichtert durch Blähungsabgang. Eine Gabe alle vier Stunden.

Nux vomica. — Zusammenziehende, pressende und krampfhafte Schmerzen; Blähungen; Uebelkeit; Verstopfung; schlimmer nach Essen. Eine Gabe alle vier Stunden.

Allgemeines Verhalten. — Man bestrebe sich, eine gesunde Verdauung anzuregen, und während des Anfalls, wenn er heftig ist, nehme man eine Gabe Camphora alle Viertelstunden. (Siehe Magenverderbniß).

Appetitloſigkeit.

Iſt gewöhnlich ein Symptom von Magen=
und Verdauungsſtörungen und Mangel an
Thätigkeit der Verdauungs=Organe.

China, wenn keine beſondere Störung des
Organismus ſich bemerkbar macht. Eine
Gabe Morgens und Abends.

Nux vomica, wenn der Appetitverluſt von
ſitzender Lebensweiſe, ſpätem Aufbleiben,
Wein ꝛc., herrührt; ſchlimmer Morgens.
Eine Gabe Morgens und Abends.

Pulsatilla, wenn es von fetten Speiſen,
Backwerk ꝛc., entſtanden iſt; ſchlimmer
Abends. Eine Gabe Morgens und Abends.

Allgemeines Verhalten. — Man
trinke reichlich kaltes Waſſer und vermeide
alle reizenden Speiſen und Getränke zur
Herſtellung eines künſtlichen Appetits. Man
mache ſich recht viel Bewegung in freier Luft
und befolge die unter Magenverderbniß gege=
benen allgemeinen Verhaltungs=Vorſchriften.

Uebelkeit und Erbrechen.

Uebelkeit oder Erbrechen kann aus verschiedenen Ursachen entstehen, z. B., durch Gehirn-, Magen- oder Darm-Entzündung, durch Magenverderbniß, Gallenkrankheiten ꝛc.

Ipecacuanha. — Bei Ueberladung des Magens, oder mit Durchfall. Eine Gabe ein- oder zweistündlich.

Nux vomica. — Bei Magenschwäche oder galligem Erbrechen; Verstopfung. Eine Gabe alle zwei oder drei Stunden.

Pulsatilla, wenn durch den Genuß kräftiger oder fetter Speisen entstanden; saueres, bitteres Erbrechen; beständiges Uebelsein nach dem Essen; Frösteln. Eine Gabe alle zwei bis drei Stunden.

Arsenicum. — Heftiges Erbrechen, mit Leibschmerzen und Durchfall. Eine Gabe alle zwei oder drei Stunden.

Allgemeines Verhalten. — Während der Dauer des Erbrechens nehme man keine Nahrung, außer kaltes Wasser, Ger-

ſten= oder Haferſchleim; Reizmittel zur Hem=
mung des Erbrechens ſind ſehr ſchädlich.
Wenn es von überladenem Magen herrührt,
ſo nehme man tüchtige Schlucke warmes
Waſſer, um es zu befördern.

Blutbrechen.

Urſachen. — Unterdrückung der monat=
lichen Regel, beſonders beim Rückgang der=
ſelben im ſpäteren Alter; Herz= und Leber=
krankheiten; Magengeſchwüre; äußere Ver=
anlaſſungen, wie Stoß, Fall, ꝛc.

Symptome. — Die Vorboten oder
Warnungs=Symptome ſind: Schwindel,
kalte Hände und Füße, Blähungen, Gefühl
von Vollheit, Schwere, Schmerz oder Be=
klemmung in der Magengegend. Die wirk=
lichen Symptome ſind: Erbrechen von dun=
klem geronnenem durch die Magenſäure ge=
ſchwärzten, mit Speiſereſten oder Galle ver=
miſchten Blute; Schwäche, langſamer Puls;
bleiches Ausſehen, gelbliche Augenfarbe.

Behandlung. — Diese Krankheit ist
zu ernster Natur, um von Jemanden anders,
als einem homöopathischen Arzte behandelt
zu werden; bis aber sein Rath eingeholt
werden kann, gebe man

Aconit und **Ipecacuanha** bis zur An=
kunft des Arztes. Eine Gabe abwechselnd,
alle fünfzehn bis dreißig Minuten, bis das
Brechen aufhört, und dann alle zwei Stun=
den abwechselnd.

Heißhunger.

Ist häufig ein Zeichen von Würmern,
Magenschwäche, Schwangerschaft, oder die
Folge von schwächenden Krankheiten.

China, wenn während der Genesung nach
schwächenden Krankheiten vorkommend. Eine
Gabe Morgens und Abends.

Cina, wenn mit Wurmbeschwerden ver=
bunden. Eine Gabe Morgens und Abends.

Nux vomica. — Unnatürlicher Hunger

während der Schwangerschaft, oder wenn
von gestörter Verdauung entstehend. Eine
Gabe Morgens und Abends. (Siehe Ma=
genschwäche, Wurmbeschwerden.)

Seekrankheit.

Kennzeichen. — Uebelkeit und Erbre=
chen, durch die schaukelnde Bewegung des
Schiffes veranlaßt, und oft von großer
Schwäche und Erschöpfung begleitet.

Nux vomica nehme man, ehe man das
Schiff betritt. Eine Gabe drei Mal täglich.

Petroleum* ist oft ein Specificum in die=
sem qualvollen Uebel. Eine Gabe Morgens
und Abends.

Cocculus.* — Große Uebelkeit mit Un=
möglichkeit des Erbrechens. Eine Gabe alle
ein oder zwei Stunden.

---

* Da Cocculus und Petroleum in diesem Werkchen
nur bei Seekrankheit empfohlen sind, so ist es nicht für
nothwendig erachtet worden, diese Mittel in der Hausapo=
theke mit beizufügen; diese können im Fall einer Reise
leicht vorher angeschafft werden.

Allgemeines Verhalten. — Man
halte ſich ſo viel wie möglich auf dem Verdeck
auf und eſſe trockene Capitain's Biscuits;
aber wenn wirklich krank, lege man ſich zu
Bette. Eine naſſe Compreſſe oder Binde
um den Leib thut in ſchlimmen Fällen häufig
gute Dienſte.

Gallenfieber.

Kennzeichen. — Uebelkeit, häufiges Er=
brechen von Galle, belegte Zunge, bitterer
Geſchmack, Kopfweh, Durſt, Appetitloſigkeit;
Verſtopfung oder Durchfall ꝛc.

Chamomilla. — Erbrechen; Durſt; Ap=
petitloſigkeit; Kolik; Durchfall. Eine Gabe
alle drei Stunden.

Mercurius. — Uebelkeit oder Erbrechen
von Galle; bitterer Geſchmack im Munde;
Kopfweh und Durſt. Eine Gabe alle drei
Stunden.

Nux vomica. — Magen= und Seiten=
ſchmerzen; Kopfweh; Erbrechen mit Ver=

5*

stopfung; belegte Zunge. Eine Gabe alle
drei Stunden.

Pulsatilla. — Erbrechen des Genossenen;
schleimiger oder galliger Durchfall; Frösteln;
bitterer Geschmack; Appetitverlust; sowie,
wenn durch Diätfehler entstanden. Eine
Gabe drei Mal täglich.

Allgemeines Verhalten. — Nach
einem Anfall von Gallenfieber sollte die
Diät für einige Tage leicht sein. (Siehe
Magenverderbniß, Erbrechen, Kolik, Durch=
fall).

Gelbsucht.

Kennzeichen. — Appetitverlust, bitterer
Geschmack im Munde, belegte Zunge, gelbe
Hautfärbung, Verstopfung oder Durchfall;
helle Stuhlausleerungen; Niedergeschlagen=
heit.

Mercurius ist das Hauptmittel und wird
gewöhnlich Erleichterung verschaffen. Eine
Gabe alle drei oder vier Stunden.

China, wenn **Mercurius** nicht hilft oder

dieses Mittel schon in zu großen Gaben an=
gewandt worden ist. Eine Gabe alle drei
oder vier Stunden.

Chamomilla bei ärgerlichen oder verdrieß=
lichen Patienten, besonders Kindern. Eine
Gabe alle drei oder vier Stunden.

Nux vomica. — Gelbsucht mit Versto=
pfung, Empfindlichkeit der Lebergegend, und
für Patienten von sitzender Lebensweise oder
unmäßigen Gewohnheiten.

Wenn Gelbsucht von Aerger oder Zorn
entsteht. — (Siehe Gemüthsbewegungen).

Allgemeines Verhalten. — Man
halte sich ruhig, beobachte eine leichte Diät,
und trinke nur Wasser, oder geröstetes Brod
und Wasser. Man nehme gelegentlich ein
warmes Bad.

Gelbsucht der Kinder.

Entsteht häufig durch Erkältung oder in
Folge von Mißbrauch abführender Mittel.

Mercurius ist in den meisten Fällen aus=

reichend, das Uebel zu beſeitigen. Eine Gabe
alle drei oder vier Stunden.

Allgemeines Verhalten. — Man
beobachte die Diät und halte das Kind mäßig
warm. Reinlichkeit und warme Kleidung
ſind ebenfalls nothwendig.

Kolik, Leibſchneiden.

Kennzeichen. — Heftige Schmerzen im
Unterleibe, in Pauſen auftretend, zuweilen
mit Uebelkeit, Erbrechen, Verſtopfung oder
Durchfall; wenig oder gar kein Fieber; durch
Druck, Krummliegen, Abgang von Winden
oder Aufſtoßen vermindert.

Bei Gallenkolik.— Chamomilla, Colocynthis oder Nux.

Bei Kolik in Folge von Erkältung.—Chamomilla, Nux oder China.

Bei Blähungskolik.—Chamomilla, Colocynthis, China, Nux oder Pulsatilla.

Nach Magenverderbniß.—Ipecacuanha,
Nux oder Pulsatilla.

Bei krampfhafter Kolik. — Belladonna, Colocynthis oder Nux.

Bei Kolik mit Durchfall. (Siehe Durch=fall mit Kolik.)

Kolik von Aerger oder Zorn. (Siehe Ge=müthsbewegungen.)

Belladonna. — Kneipen und Zerren und krampfartiges Zusammenschnüren, durch jede Bewegung vermehrt; rothes aufgetriebenes Gesicht, Kopfschmerz und Gemüthsaufre=gung. Eine Gabe alle Stunden.

Chamomilla. — Besonders bei Kindern; reißende, ziehende Schmerzen, mit Unruhe und Hin= und Herwerfen; Blähungen. Gabe wie Belladonna.

China.—Auftreibung des Leibes; krampf=hafte und zusammenziehende Schmerzen. Gabe wie Belladonna.

Colocynthis. — Sehr heftige Schmerzen, Schneiden der heftigsten Art, besonders in der Nabelgegend; Stechen wie mit Messern; mit Durchfall. Gabe wie Belladonna.

Nux vomica.—Hartnäckige Verstopfung; Blähungen; Aufgetriebenheit der Herzgrube, mit Lästigwerden der Kleidung; Druck im Leibe, wie von einem Stein. Gabe wie Belladonna.

Pulsatilla. — Durchfall; Fröfteln; Verschlimmerung durch Sitzen oder Liegen. Gabe wie Belladonna.

Allgemeines Verhalten. — Man bähe den Leib mit heißem Wasser, oder lege heiße Kleien-Umschläge oder erwärmten Flanell auf. Man beobachte eine leichte Diät und genieße nur Warmes. (Siehe Magenverderbniß.)

Kolik der Säuglinge.

Kennzeichen. — Leibweh; die Kinder ziehen die Beine an den Leib heran.

Chamomilla.—Bei Kolik mit rothem Gesicht, oder wenn Durchfall dabei ist. Eine Gabe alle drei oder vier Stunden.

Pulsatilla, wenn die Kolik mit Uebelkeit,

Erbrechen oder Durchfall verbunden ist. Eine Gabe alle drei oder vier Stunden.

Colocynthis. — Bei Kneipen und Blähungen. Eine Gabe alle drei oder vier Stunden.

Nux vomica. — Leibweh, mit Verstopfung und plötzlichen Schreianfällen.

Allgemeines Verhalten. — Man gebe dem Kinde ein warmes Bad und halte es gut zugedeckt.

Durchfall, Diarrhöe.

Kennzeichen. — Diese Krankheit besteht aus dünnen oder wässerigen Entleerungen aus dem Darmkanal, zuweilen mit Leibweh und Erbrechen, ist oft eine wohlthätige Anstrengung der Natur, um schädliche Stoffe aus dem Körper zu entfernen, wogegen, wenn nur leicht, nichts gethan zu werden braucht.

Gallige Durchfälle.

Chamomilla. — Durst; Erbrechen von Galle; Leibweh; Stuhlgang wie gehackte Eier; Appetitverlust. Eine Gabe drei Mal täglich.

Mercurius. — Besonders bei nächtlichen Durchfällen; Stuhlzwang vor und nach den Ausleerungen; Leibschneiden; Uebelkeit; bitteres Aufstoßen. Gabe wie Chamomilla.

Durchfall von Erkältung.

Bryonia. — Besonders während der Sommerhitze bei Durchfall in Folge von kalten Getränken. Eine Gabe drei Mal täglich.

Dulcamara. — In den meisten Fällen von Durchfall nach Erkältung; Leibschmerzen, die nach der Ausleerung nachlassen. Eine Gabe drei Mal täglich.

Chamomilla, Mercurius. — (Siehe gallige Durchfälle.)

Pulsatilla. — Wässerige, schleimige, weißliche Ausleerungen, oder wenn von Diätfehlern entstanden. Eine Gabe drei Mal täglich.

Schmerzloser Durchfall.

China ist in den meisten Fällen ausreichend, besonders wenn große Schwäche

damit verbunden ist. Eine Gabe alle sechs
Stunden.

Brechdurchfall (englische Cholera).

Arsenicum.—Wässerige Durchfälle; bren=
nende Schmerzen im Magen; großer Durst;
Erbrechen; große Hinfälligkeit; Gesichts=
blässe; schlimmer nach Essen. Eine Gabe
jede Stunde.

Veratrum. — Heftiges Erbrechen, mit
Durchfall; Eiskälte des Körpers; heftige
Kolikschmerzen; Wadenkrämpfe. Eine Gabe
jede Stunde.

Phosphorus. — Chronischer Durchfall,
oder schmerzloser Durchfall bei alten Leuten
oder schwindsüchtigen Personen. Eine Gabe
drei oder vier Mal täglich.

Wenn Durchfall in Folge von Gram,
Schreck, oder nach Aerger oder Zorn entsteht,
siehe „Gemüthsbewegungen."

Allgemeines Verhalten.—Die Diät
muß sich auf mehlige Speisen beschränken,

und alle Nahrung muß kalt genommen wer=
den. Saures, stark Gesalzenes und Obst
muß vermieden werden.

Durchfall der Kinder.

Chamomilla ist eines der besten Mittel,
wenn der Durchfall während dem Zahnen
eintritt, oder wo die Hautthätigkeit durch
Erkältung plötzlich gehemmt worden ist, oder
wenn die Nahrung in irgend einer Weise
nicht zusagt, die Ausleerungen grün, übel=
riechend oder schleimig sind, und bei heftigen
Leibschmerzen, in Folge deren das Kind
schreit, unruhig ist und die Beine nach dem
Leibe hinaufzieht.

Dieses Mittel kann allein oder im Wechsel
mit Ipecacuanha oder Mercurius gegeben
werden; wenn nicht bald Besserung eintritt,
so ist Mercurius besonders dann angezeigt,
wenn die Ausleerungen schleimig und grün,
breiartig oder mit Blut gestreift sind.

Ipecacuanha, wenn von Erbrechen beglei=
tet. Eine Gabe drei bis vier Mal täglich.

China ist in einfachem Sommer=Durch=
fall sehr wirksam. Eine Gabe drei oder vier
Mal täglich.

Arsenicum. — Bei großer Abmagerung,
Schwäche und Gesichtsbläffe. Eine Gabe
drei bis vier Mal täglich.

Veratrum.—Choleraartiger Durchfall mit
wässerigen Ausleerungen, begleitet von hef=
tigem Erbrechen, großer Schwäche re. Eine
Gabe jede Stunde.

Allgemeines Verhalten.—Man än-
dere die Nahrung des Kindes, vermindere
die Quantität derselben und mische ein wenig
Isinglaß darunter.

Ruhr.

Kennzeichen. — Trockene Haut und
Zunge, Durst und andere Fieber=Symptome;
schmerzhaftes Pressen und Zwängen beim
Stuhlgang, wobei nur wässerige Flüssigkeit
oder Schleim (weiße Ruhr), oder blutgefärb=

ter Schleim und oft nur reines Blut (rothe Ruhr) entleert wird.

Aconit. — Bei deutlichen Fieber-Symptomen wird die Krankheit oft durch den zeitigen Gebrauch dieses Mittels gehemmt; im Anfang sollte es wiederholt in kurzen Zwischenräumen, entweder in der Urtinktur oder ersten Verdünnung, oder in mit der Urtinktur angefeuchteten Streukügelchen, gegeben werden.

Mercurius corrosivus. — Blutige Ausleerungen, mit Schmerzen und heftigem Zwängen.

Colocynthis, nach oder abwechselnd mit Mercurius, wenn die sehr heftigen Kolikschmerzen in Pausen auftreten und die Ausleerungen mit grünen Stoffen oder Klumpen gemischt sind.

Ipecacuanha, bei Ruhren, die im Herbste vorkommen, mit Uebelkeit, heftigem Stuhlzwang und Kolik; die Ausleerungen sind erst schleimig, dann blutig.

Darreichung der Mittel: in heftigen Fäl=
len eine Gabe alle zwanzig oder dreißig Mi=
nuten; in leichteren Fällen alle zwei bis
vier Stunden.

Allgemeines Verhalten. — Man
beobachte eine ganz leichte Diät. Bei hef=
tigen Schmerzen lege man warme Kleien=
Umschläge auf den Unterleib.

Cholera Morbus (Cholerine).

Die Anfälle stellen sich gewöhnlich Nachts
bei heißem Wetter ein und charakterisiren sich
durch gallige oder wässerige Stuhl=Entlee=
rungen und Erbrechen großer Quantitäten
dunkelgrüner, bitterschmeckender Substanzen,
mit Leib= und Magenschmerzen und zuweilen
mit Krämpfen in den Gliedern.

Ipecacuanha, wenn das Erbrechen heftig
ist. Eine Gabe alle halbe Stunden.

Colocynthis. — Erbrechen grüner Sub=
stanzen, mit heftigem Leibschneiden und häu=
figen durchfälligen Stuhlentleerungen. Kann

abwechselnd mit Ipecacuanha gegeben wer=
den. Eine Gabe alle halbe Stunden.

Arsenicum. — Heftige Magenschmerzen,
großer Durst, beständige Uebelkeit, Durchfall
und heftiges Erbrechen wässeriger, galliger,
oder schleimiger grüner, bräunlicher oder
schwärzlicher Substanzen. Eine Gabe alle
halbe Stunden, bis es besser wird.

Cuprum, wenn Krämpfe vorherrschend
sind. Gabe wie Arsenicum.

Allgemeines Verhalten. — Zur
Verhütung dieses Uebels kann, namentlich
zur Zeit einer Cholera=Epidemie, neben einer
zweckmäßigen Diät, die alles Uebermaß und
Schwerverdauliche vermeidet, nicht genug
auf das Warmhalten des Körpers, beson=
ders des Unterleibes, aufmerksam gemacht
werden.

Asiatische Cholera.

Kennzeichen.—Beinahe jedem Cholera=
Anfall geht eine längere oder kürzere war=
nende Diarrhöe voran, welche bei aufmerk=

samer Behandlung und Diät fast immer
leicht geheilt wird. Während der Dauer
einer Cholera-Epidemie sollte einem jeden,
auch noch so unbedeutenden Durchfall die
größte Aufmerksamkeit zugewandt werden,
nicht weil der Zustand des Patienten gefähr=
lich ist, sondern um zu verhüten, daß er ge=
fährlich wird. Der Patient sollte sich zu
Bette legen, und darin bleiben, so lange der
Durchfall andauert, und bei jeder Stuhl=
entleerung eine Bettpfanne brauchen. Wenn
sich der Durchfall des Nachts einstellt, sollte
derselbe sofort behandelt und nicht bis zum
nächsten Morgen gewartet werden, wie es
Manche thun, weil dadurch viele kostbare
Zeit verloren geht.

Aconit. — Eine Gabe alle fünfzehn oder
zwanzig Minuten, eine Stunde lang für den
vorangehenden Durchfall oder während des
ersten Stadiums der Krankheit, wenn Durch=
fall und Erbrechen mit ziemlicher Heftigkeit
auftreten. Das Mittel sollte in der Urtink=

tur, zu einem Tropfen die Gabe, oder in Streukügelchen, mit der Urtinktur befeuchtet, gegeben werden.

Camphora. — Wenn der choleraartige Durchfall allmählich in wirkliche Cholera übergeht, bei plötzlichem Hinsinken der Kräfte; bläulicher Färbung und Eiskälte der Haut, tiefer, heiserer Stimme, großer Angst und äußerster Schmerz in der Herzgrube. Eine Gabe alle fünfzehn oder zwanzig Minuten.

Veratrum album.—Heftige und reichliche Ausleerungen, wie Reiswasser, nach oben und unten, mit äußerstem Durst auf kaltes Wasser in großen Quantitäten, welches nach dem Trinken sogleich wieder ausgebrochen wird. Eine Gabe alle fünfzehn oder zwanzig Minuten.

Arsenicum. — Bei schnellem Schwinden der Kräfte; heftigen Magenschmerzen mit großer Angst und Brennen, wie von glühenden Kohlen; großem Durst auf kaltes Wasser, welcher oft, aber wenig auf einmal zu

trinken nöthigt. Kann mit Veratrum ab=
wechselnd gegeben werden. Eine Gabe alle
fünfzehn oder zwanzig Minuten.

Cuprum. — Krämpfe oder convulsivische
Bewegung der Glieder, besonders der Finger
und Fußzehen, mit oder ohne Erbrechen;
hörbares Herabkollern des Getränks beim
Hinunterschlucken. Eine Gabe alle fünfzehn
oder zwanzig Minuten.

Carbo veg. und **Arsenicum,** wenn un=
geachtet der obigen Behandlung gänzliche
Pulslosigkeit und Lähmung eintritt; oder
wenn, nachdem das Erbrechen, der Durchfall
und die Krämpfe aufgehört, sich Blutandrang
nach Brust und Kopf einstellt, mit Brustbe=
klemmung und schlummersüchtigem Nieder=
legen. Eine Gabe abwechselnd alle zehn
Minuten.

Allgemeines Verhalten. — Wäh=
rend der Behandlung muß die meist gänzlich
unterdrückte Hautthätigkeit durch warmes
Verhalten im Bette unterstützt werden; auch

6

befördere man die Körperwärme durch Rei=
ben mit warmem Flanell und durch Anlegen
warmer Flaschen an den Leib und die Füße.
Um den fürchterlichen Durst zu stillen, stecke
man zuweilen kleine Stückchen Eis in den
Mund des Kranken.

Vorbeugungsmittel.—**Cuprum** und
Veratrum alb. abwechselnd. Jeden andern
Tag eine Gabe, so lange die Epidemie anhält.

Kindercholera, Summer Complaint, Cholera Infantum.

Die Anfälle von Cholera Infantum tre=
ten plötzlich auf. Die Krankheit erscheint im
Sommer bei äußerst starker Hitze und im
Herbst bei heißen Tagen und kühlen Nächten.
Erbrechen ist ein Vorläufer und Begleiter
der Darmentleerungen. Die Ausleerungen
bestehen in einer farb= und geruchlosen Flüs=
sigkeit oder Schleim, und sehen wie gehackte
Eier und zuweilen grün aus.

Summer Complaint.—Zwischen dieser

Krankheit und Cholera Infantum ist we=
nig Unterschied, außer daß sie nicht so plötz=
lich in ihren Anfällen auftritt und tückischer
in ihrem Verlaufe ist; aber Cholera Infantum, wenn es nicht schnell gehemmt wird,
artet leicht in Summer Complaint aus.

Camphora und **Veratrum** abwechselnd
jede Stunde, wenn das Kind plötzlich von
Erbrechen und Durchfall befallen wird.
Wenn nicht besser in acht Stunden, gebe man
Ipecacuanha und Chamomilla abwech=
selnd. Eine Gabe jede Stunde.

Colocynthis. — Grünes Erbrechen, mit
heftigen Leibschmerzen. Eine Gabe jede
Stunde.

Arsenicum. — Heftiges Erbrechen und
Durchfall, mit großen Schmerzen im Unter=
leibe; Durst, Unruhe und plötzlichem Kräfte=
verlust. Eine Gabe jede Stunde bis es
besser wird.

Aconit kann abwechselnd mit einem andern
Mittel gegeben werden, wenn Fieber vor-

handen ist; auch bei großer Unruhe und
trockener Hitze des Körpers.

Stuhlverstopfung.

Das Ausbleiben des Stuhlgangs beruht
nicht immer auf einer krankhaften Ursache,
sondern kann vom Essen vieler Fleischspeisen,
Schweißen oder von einer sitzenden Lebens=
weise herrühren.

Bryonia, besonders im Sommer; bei Ver=
stopfung von verdorbenem Magen mit Kopf=
weh. Eine Gabe Morgens und Abends.

Mercurius. — Schlechter Geschmack im
Munde, mit Schmerzhaftigkeit des Zahn=
fleisches, jedoch ohne Verlust des Appetits.
Eine Gabe Morgens und Abends.

Nux vomica. — Kopfweh; Schwindel;
häufiger aber vergeblicher Stuhldrang, oder
harte, knotige Stühle mit vielem Drängen.
Paßt besonders bei Magenüberladung und
für Hämorrhoidalkranke. Eine Gabe Mor=
gens und Abends.

Sulphur hilft in vielen Fällen von chronischer Verstopfung, besonders bei solchen Patienten, die zu Hämorrhoiden geneigt sind. Eine Gabe Morgens und Abends.

Allgemeines Verhalten.—Ein Glas Wasser vor dem Frühstück und zwei Stunden nach jeder Mahlzeit, mäßige Bewegung und Vermeidung aller reizenden Speisen und Getränke tragen viel zur Beseitigung oder Erleichterung des Uebels bei.

Stuhlverstopfung der Säuglinge

entsteht häufig durch Diätfehler.

Bryonia. — Besonders im Sommer, oder wenn der Stuhlgang von ungewöhnlicher Größe ist. Eine Gabe Morgens und Abends.

Nux vomica, wenn viel Drängen vorhanden ist, mit hartem, knotigem Stuhlabgange.

Allgemeines Verhalten. — Man reibe den Unterleib mit der Hand. Oft hilft ein Klystier von lauwarmem Wasser mit einem Löffel Oel, das, wenn es nöthig sein

sollte, nach vierundzwanzig Stunden wieder=
holt wird; zugleich aber muß dann für den
Fall, daß das Kind künstlich aufgezogen
wird, die Kost dünner und leichter eingerichtet
werden.

Wurmbeschwerden.

Kennzeichen. — Würmer können in den
Gedärmen ohne Beschwerden existiren, so
lange als der Körper sich einer guten Ge=
sundheit erfreut und deren Anwesenheit sich
nur durch zeitweiligen Abgang mit dem Stuhl
kund gibt. Die folgenden Beschwerden deu=
ten gewöhnlich auf die Gegenwart von Wür=
mern: Abmagerung, Gesichtsblässe, häufiges
Bohren mit dem Finger in der Nase, Zähne=
knirschen im Schlafe, veränderliche und lau=
nenhafte Stimmung, Heißhunger, Magen=
schmerzen, harter und gespannter Leib, un=
regelmäßiger Stuhl und unerträgliches Jucken
und Kriebeln am After.

Aconit, wenn Fieber-Symptome vorhan=
den sind, mit heftigem Jucken; Leibschmerzen;

Taschenbuch der Homöopathie.   127

nächtliche Unruhe. Eine Gabe Morgens und
Abends.

Mercurius kann nach Aconit gegeben wer=
den, besonders wenn Durchfall vorhanden ist,
mit Spannen und Härte des Bauches. Eine
Gabe Morgens und Abends.

Cina. — Fieber; nächtliche Unruhe,
Schlaflosigkeit mit Auffahren, Verdrießlich=
keit; Bohren mit dem Finger in der Nase;
blasses Gesicht mit tiefen, bläulichen Augen=
rändern, Abgang von Spulwürmern. Eine
Gabe Morgens und Abends.

Sulphur kann zuweilen im Wechsel mit
den andern Mitteln gegeben oder wird passend
gefunden werden, nachdem die Fieber= und
nervösen Symptome bewältigt oder gelindert
sind. Eine Gabe Morgens und Abends.

Allgemeines Verhalten. — Man
vermeide unreife Frucht, rohe Gemüse, Sü=
ßigkeiten, Brod und Mehlspeisen; die Nah=
rung muß gesund und kräftig sein. Kaltes
Baden und Bewegung in der frischen Luft

sind der Gesundheit sehr förderlich. Wenn die Würmer sehr unruhig sind, gebe man ein Klystier von Salz und Wasser, (ein Theelöffel Salz auf ein halbes Pint Wasser) oder eins von Essig und Wasser, (ein Eßlöffel voll Essig auf vier Eßlöffel Wasser.)

Hämorrhoiden.

Kennzeichen. — Man bezeichnet mit diesem Ausdruck die durch gestörte Blutcirculation entstandenen Auftreibungen der Adern (Venen) im Mastdarm, die sich erst zu kleinen, dann zu größer werdenden Knoten ausdehnen. Diese sitzen entweder innen oder außen am Mastdarm; geht der Blutandrang weiter, so platzen diese Knoten und entleeren Blut, welche man fließende oder blutende Hämorrhoiden, im Gegensatz zu den blinden oder nicht blutenden, nennt; gewöhnlich ist Stuhlverstopfung vorhanden.

Nux vomica. — Besonders bei Personen von sitzender Lebensweise oder nach dem Genuß von Kaffee oder Spirituosen. Eine Gabe drei oder vier Mal täglich.

Sulphur. — Nach Nux, besonders wenn die Knoten brennen und häufig hervorstehen. Eine Gabe drei oder vier Mal täglich.

Nux und **Sulphur** können abwechselnd ge= geben werden.

Allgemeines Verhalten. — Man regle die Diät, vermeide sorgfältig alle rei= zenden Speisen und Getränke und nehme ein warmes Bad um die Schmerzen zu lindern, oder setze sich auf ein Gefäß mit heißem Wasser.

Aufsprung, Milchborke.

Dieser Ausschlag befällt meist Säuglinge und besteht aus kleinen weißen Bläschen auf rothem Grunde, die gruppenweise zusammen= stehen, zuerst im Gesicht und zuweilen sich über den ganzen Körper erstreckend. Diese Bläschen platzen, vertrocken dann und bilden eine gelbliche Kruste und sind von Entzün= dung und Jucken begleitet.

6*

Aconit, bei starkem Fieber und großer Un=
ruhe. Eine Gabe zwei oder drei Mal täglich.

Rhus hilft in vielen Fällen und paßt be=
sonders, wenn das Jucken sehr lästig ist.
Eine Gabe zwei oder drei Mal täglich.

Sulphur sollte gegeben werden, wenn sich
die Besserung verzögert, oder wenn Rhus
keine günstige Aenderung veranlaßt hat.
Eine Gabe Morgens und Abends.

Allgemeines Verhalten. — Mutter
und Kind müssen sich der sorgfältigsten Diät
unterwerfen. Man beobachte große Reinlich=
keit und bade die leidenden Theile mit lau=
warmem Wasser, um das Jucken zu lindern.
Bei sehr heftigem Jucken und unwiderstehli=
chem Reiz zum Kratzen kann man die betref=
fenden Stellen mit Glycerin oder frischem
Rindstalg öfters leicht bestreichen.

Hautjucken.

Es besteht in einem höchst lästigen Jucken
an einem oder mehreren bestimmten Hautthei=

len meist ohne jeden sichtbaren Ausschlag,
und nöthigt zu sehr heftigem Reiben und
Jucken, so das nicht selten wunde oder näs=
sende Stellen entstehen.

Mercurius, wenn das Jucken des Nachts
schlimmer und die Haut feucht ist. Eine
Gabe Morgens und Abends.

Sulphur genügt in den meisten Fällen.
Eine Gabe Morgens und Abends.

Allgemeines Verhalten.—Man wa=
sche die betreffenden Stellen öfter mit warmem
Wasser und enthalte sich aller unverdaulichen
Speisen.

Aufgesprungene Hände und Lippen.

Behandlung. — Man reibe die betref=
fenden Theile mit Arnica=Salbe oder Gly=
cerin ein, und trage Glacehandschuhe, wenn
die Hände aufgesprungen sind. Wenn die
Haut sehr leicht aufzuspringen geneigt ist,
nehme man

Mercurius, wenn hauptsächlich die Lip=

pen aufgesprungen, oder wenn die Risse tief und blutend sind. Eine Gabe zwei oder drei Mal täglich.

Hepar, wenn die Hände allein aufgesprungen sind. Eine Gabe zwei oder drei Mal täglich.

Sulphur in hartnäckigen oder langwierigen Fällen. Eine Gabe ein oder zwei Mal täglich.

Abschälung der Haut bei Kindern.

Oft die Folge von Mangel an Reinlichkeit.

Chamomilla ist gewöhnlich hinreichend das Uebel zu beseitigen.

Allgemeines Verhalten.—Man bade das Kind öfter in warmem Wasser und trockne es mit einem weichen Handtuch gut ab.

Finnen.

Entstehen durch krankhafte Talgabsonde- rung in den Talgdrüsen der Haut, besonders im Gesicht, welche an der Oberfläche fest wird und diese pfropfenweise verschließt. Diese

Knötchen entzünden sich auch, bilden Pusteln, Borken oder harte Knötchen und sind gewöhnlich die Folge von Diätfehlern.

Belladonna, besonders wenn dieselben bei jungen Leuten vorkommen. Eine Gabe Morgens und Abends.

Sulphur wird sich in den meisten Fällen hülfreich erweisen, oder kann gegeben werden, wenn Belladonna nicht ausreicht. Eine Gabe Morgens und Abends.

Allgemeines Verhalten. — Die Ursache dieser entstellenden kleinen Knötchen oder Pusteln muß erst entfernt werden, ehe eine Kur bewerkstelligt werden kann. Diejenigen, welche damit behaftet sind, sollten sich aller spirituösen Getränke enthalten, wenig Fleischspeisen genießen und eine leichte, gesunde und nahrhafte Diät beobachten.

Ringflechte.

Ein pustelartiger Ausschlag, der sich an einer Stelle kreisförmig ausbreitet, gewöhn-

lich am Kopfe erscheint, aber auch an andern
Theilen des Körpers vorkommt. Dieser Aus=
schlag sieht wie ein Ring aus mit kleinen
Bläschen rund herum auf einem rothen
Grunde. Nach einigen Tagen platzen die
Bläschen, entleeren ein wenig Flüssigkeit und
bilden Schuppen. Der Verlauf ist gewöhn=
lich sehr langwierig.

Rhus, besonders wenn die Haut roth und
entzündet und viel Jucken vorhanden ist.
Eine Gabe Morgens und Abends.

Sulphur kann nach Rhus gegeben werden,
oder wenn der Ausschlag abtrocknet. Eine
Gabe Morgens und Abends.

Allgemeines Verhalten.—Man
schneide das Haar kurz, wasche den Kopf
Morgens und Abends mit lauwarmem Klei=
enwasser, und wenn die Schuppen dick wer=
den, mache Umschläge davon. Alles gesal=
zene Fleisch und Saures muß streng vermie=
den werden.

Gürtelrose.

Kennzeichen.—Diese Krankheit besteht in kleinern oder größern Bläschen, die sich unter heftigem Brennen und Jucken in einem schmalen (handbreiten) Streifen an einer Stelle des Rumpfes bilden und gürtelartig rings um die Hälfte desselben verbreiten.

Mercurius ist das Hauptmittel in diesem Leiden. Eine Gabe alle drei oder vier Stunden.

Rhus, wenn der Ausschlag am Auftrocknen ist. Eine Gabe alle drei oder vier Stunden.

Allgemeines Verhalten. — Man vermindere die Diät und vermeide kalte und feuchte Luft.

Krätze.

Die Krätze erscheint als ein Hautausschlag von kleinen, mit einer hellen oder eiterartigen Flüssigkeit angefüllten Bläschen, meistens um die Handgelenke, zwischen den Fingern und an andern Gelenken, aber nicht im Ge=

sicht. Das Jucken verschlimmert sich des Abends, besonders in der Bettwärme.

Sulphur wird gewöhnlich als das speci= fische Mittel betrachtet. Eine Gabe zwei oder drei Mal täglich.

Mercurius jod., wenn nach Sulphur keine baldige Heilung erfolgt. Eine Gabe zwei oder drei Mal täglich.

Allgemeines Verhalten. — Die größte Reinlichkeit, Bäder und tägliche Wa= schungen sind von großer Wichtigkeit. Das Waschen der Theile mit einer schwachen Auf= lösung von Carbolic acid und Wasser ist sehr vortheilhaft.

Frostbeulen.

Kennzeichen. — Entzündung der Füße, namentlich des Ballens der großen Zehe, zuweilen auch der Hände, Ohren 2c., durch Erkältung. Die häufige Wiederkehr von Frostbeulen beruht auf einem angebornen Krankheitsstoffe, der durch Behandlung eines Arztes beseitigt werden muß.

Phosphorus ist specifisch in vielen Fällen. Eine Gabe drei Mal täglich.

Pulsatilla, bei Anschwellung und heftigem Jucken. Eine Gabe drei Mal täglich.

Sulphur, wenn die Frostbeulen schon alt sind. Eine Gabe Morgens und Abends.

Allgemeines Verhalten. — Man bade die leidenden Theile in warmem Wasser und mache Einreibungen mit Arnica=Wasser (ein Theil Arnica auf fünfzehn Theile Wasser), und vermeide streng Alles, was einen Druck auf die Geschwulst und die benach= barten Stellen ausüben kann. Bei auf= gesprungener rissiger Haut gebrauche man Arnica=Salbe.

Blutschwäre.

Kennzeichen.—Entzündliche, umschrie= bene und schmerzhafte Geschwülste unmittel= bar unter der Haut, welche mit Bildung und Entleerung von Eiter endigen.

Belladonna, wenn das Blutschwär roth

und schmerzhaft ist. Eine Gabe drei Mal
täglich.

Hepar befördert die Eiterung des Ge=
schwürs. Eine Gabe drei Mal täglich.

Sulphur, zur Verhütung der Wiederkehr
der Geschwüre. Eine Gabe Morgens und
Abends.

Allgemeines Verhalten. — Die Ei=
terung verhütet man oft durch ausgerungene
Kaltwasserumschläge (mit geölter Seide über=
bunden und öfters erneuert). Wenn die
Eiterung schon begonnen hat, lege man ge=
kautes Brod oder warme Umschläge von
Leinsamenmehl auf.

Eiterbeulen, Abscesse.

Eine Ansammlung von Eiter in einem
durch locale Entzündung entstandenen Ge=
schwulst, welche mit Eiterbildung endigt.

Belladonna, wenn viel Geschwulst, Schmerz
und Entzündung vorhanden ist. Eine Gabe
drei Mal täglich.

Hepar, wenn die Eiterung beginnt. Eine Gabe drei Mal täglich.

Mercurius, bei ſcheinendem rothen Ge= ſchwulſt, oder wenn es ſich in der Nähe von Drüſen befindet. Eine Gabe drei Mal täglich.

Allgemeines Verhalten. — Wenn ſich der Abſceß in der Mitte erhöht, ſo ſind warme Umſchläge von Brod und Milch oder Leinſamenmehl dem Eiterungsprozeß ſehr förderlich; ſpäter, nach reichlicher Entleerung des Eiters, können ausgerungene Kaltwaſſer= umſchläge aufgelegt werden.

Nagelgeſchwüre.

Kennzeichen. — Ein ſehr ſchmerzhaftes Eitergeſchwür an der Fingerſpitze; dabei ſind Geſchwulſt, Spannen, klopfende Schmerzen, Hitze; nach einigen Tagen (wenn dem Ver= lauf nicht durch Arzneimittel Einhalt gethan wird) Eiterbildung; es hat denſelben Ver= lauf wie ein gewöhnliches Geſchwür.

Mercurius.—Vor der Eiterbildung. Eine Gabe drei Mal täglich.

Hepar muß gegeben werden, wenn die Eiterbildung begonnen hat. Eine Gabe drei Mal täglich.

Allgemeines Verhalten. — Man halte den Finger in heißes Wasser, so heiß wie es vertragen werden kann, und erneuere das heiße Wasser von Zeit zu Zeit; wenn sich Eiter gebildet hat, mache man statt dessen heiße Umschläge.

Warzen.

Kennzeichen.—Kleine rundliche Auswüchse aus der Haut, gewöhnlich an den Fingern, von harter, fester Beschaffenheit.

Calcarea carb., Sulphur, Rhus. — Dem einen oder andern dieser Mittel gelingt es gewöhnlich, die Warzen zu vertreiben. Eine Gabe Morgens und Abends.

Hühneraugen

entstehen meistens durch Druck des Schuhwerkes und oft auch durch constitutionelle

Urſachen. Dieſelben ſind im Allgemeinen ein Schutz der Natur gegen übermäßigen Reibungen beſonders ausgeſetzter Theile des Fußes. Druck und Reibung muß daher ſofort entfernt werden, ehe Erleichterung erlangt werden kann.

Behandlung.—Man bade den Fuß in warmem Waſſer und beſchneide das Hühner= auge ſorgfältig, bis es mit der umgebenden Haut gleich iſt, dann waſche man mit einer Auflöſung von ſechs Tropfen Arnica=Tinc= tur in einem Eßlöffel voll Waſſer vermittelſt eines Stückchens Leinwand; oder umwickele, beim Schlafengehen, den Theil mit einem in obige Auflöſung getauchten ſchmalen Strei= fen Leinwand und halte es die Nacht durch naß. Man wiederhole dies mehrere Nächte hintereinander und reibe ein wenig Baumöl (sweet oil) ein, oder lege ein mit etwas Baumöl befeuchtetes Stückchen Watte wäh= rend des Tages auf. Wenn die Hühner= augen von conſtitutionellen Urſachen herrüh=

142   Taſchenbuch der Homöopathie.

ren, ſo wird folgende innere Behandlung
von Nutzen ſein:

Bryonia, Rhus, wenn die Hühneraugen
während naſſem Wetter ſehr ſchmerzhaft oder
die Schmerzen ſtechender Art ſind. Eine Gabe
abwechſelnd alle drei oder vier Stunden.

Calcarea carb., Sulphur, ſollte gegeben
werden, um die Neigung zu Hühneraugen
aufzuheben. Eine Gabe von Zeit zu Zeit.

Beſchwerden des Monatsfluſſes.

Nur von den leichten Beſchwerden der
Regel iſt hier die Rede; langwierige, com=
plicirte oder eingewurzelte Unregelmäßigkei=
ten erfordern angemeſſene ärztliche Behand=
lung. Nichtbeachtung der allgemeinen Ge=
ſundheitsregeln bieten eine ergiebige Quelle
von manchen dieſer Beſchwerden.

Menſtrual-Kolik

entſteht häufig durch Erkältung von naſſen
Füßen, durch Diätfehler und unbedachtſamen
Gebrauch von Arzneiſtoffen.

Chamomilla, Pulsatilla, sind die besten Mittel für die Kolik während der monatlichen Regel.

Allgemeines Verhalten. — Siehe unter „Schmerzhafte Menstruation."

Die zu frühe oder zu häufige Regel

entsteht öfter durch Gemüthsbewegungen, große körperliche Anstrengung und Ueberermüdung.

Calcarea carb., wenn die Regel überhaupt in kürzeren Zwischenräumen zu kommen geneigt ist und der Monatsfluß ebenfalls im Verhältniß stärker wird.

Nux vomica, wenn die Regel zu lange dauert und zu stark ist; Krämpfe. Eine Gabe drei Mal täglich.

Allgemeines Verhalten.—Ein hartes Bett; recht viel frische Luft; Salzwasser-Bäder; Salzwasser-Waschungen, und Alles, was das System stärken und kräftigen kann, sollte benutzt und angewandt werden.

Die ſchmerzhafte Regel

entſteht von Erkältung, zu wenig Bewegung, ungeſunder Luft, Gemüthsbewegung ꝛc.

Chamomilla, wenn kolikartige Schmerzen mit herunterdrängendem Gefühl und großer Empfindlichkeit des Bauches vorhanden iſt. Eine Gabe alle ſechs Stunden.

Nux vomica, wenn die preſſenden Schmer= zen vorherrſchen. Eine Gabe alle ſechs Stunden.

Pulsatilla bei ſanften, ſchüchternen Perſo= nen. Eine Gabe alle ſechs Stunden.

Allgemeine Vorſchriften. — Eine ſorgfältige Diät, öfteres Spazierengehen, Muskelbewegung, alle Arten Unterhaltungen und Vermeidung aller heftigen und unan= genehmen Gemüthsbewegungen ſind zu einer Kur unbedingt nothwendig.

Die zu ſtarke Regel.

Die Urſachen dieſer Unregelmäßigkeit ſind denjenigen ähnlich, welche die ſchmerzhafte oder zu häufige Regel veranlaſſen.

China, wenn mit großer Schwäche verbun=
den. Eine Gabe alle drei oder vier Stunden.

Ipecacuanha, wenn der Abfluß sehr stark
und wie Blutsturz ist. Eine Gabe viertel=
stündlich bis einstündlich.

Nux vomica, wenn die Regel zu stark
und von zu langer Dauer ist. Eine Gabe
alle drei oder vier Stunden.

Allgemeines Verhalten.—Der Pa=
tient muß sich durchaus ruhig verhalten, und
alle Getränke müssen kalt gegeben werden.
Wenn Blutsturz eintritt, muß ärztliche Hülfe
eingeholt werden.

Die verzögerte oder unterdrückte Regel

entsteht häufig durch heftige Gemüthsbewe=
gung, Erkältung (besonders wenn von nassen
Füßen), schlechter Luft, Ermüdung ꝛc.

Aconitum, wenn Kopfweh, Schwindel
oder Blutandrang zugegen ist, besonders bei
kräftigen jungen Frauenzimmern. Eine Gabe
alle zwei oder drei Stunden.

7

Pulsatilla ist das Hauptmittel, besonders wenn die Unterdrückung eine Folge von Er=kältung ist. Eine Gabe alle zwei oder drei Stunden.

Allgemeines Verhalten. — Man nehme ein warmes Fußbad. Nach Entfer=nung der acuten Symptome ist Bewegung in freier Luft sehr zu empfehlen; doch ist Vorsicht nöthig, sich der Jahreszeit angemes=sen zu kleiden, und sind dünne Schuhsohlen und nasse Füße zu vermeiden.

Schwangerschaftsbeschwerden.

Während der Schwangerschaft sind die Frauen gewissen Unpäßlichkeiten unterwor=fen, erfreuen sich aber im Allgemeinen einer Befreiung von schwereren Krankheitsformen.

Kolik.

Eine häufig vorkommende Beschwerde, welche oft während der ersten Monate ein=tritt und häufig eine Folge von Erkältung oder unpassender Nahrung ist.

Chamomilla gibt gewöhnlich Erleichterung. Eine Gabe alle drei oder vier Stunden.

Nux vomica, wenn Chamomilla nicht ausreicht, oder wenn Stuhlverstopfung vorhanden ist. Eine Gabe alle drei oder vier Stunden. (Siehe „Kolik.")

Stuhlverstopfung

sollte bald in Behandlung genommen und beseitigt werden, da zu große Anstrengung beim Stuhlgang leicht nachtheilige Folgen haben kann.

Bryonia, Nux vomica, werden gewöhnlich in der Beseitigung dieses Zustandes erfolgreich gefunden werden. Eine Gabe zwei oder drei Mal täglich.

Allgemeines Verhalten. — Diätwechsel, mehr Gemüse und Früchte, Bewegung und Kaltwassertrinken sind sehr zu empfehlen; bei sehr hartnäckiger Verstopfung kann ein Klystier von warmem Wasser, worin ein wenig Castille-Seife aufgelöst ist, gegeben werden.

Durchfall.

Gegen dieſen Zuſtand ſollte man ſich ſorg=
fältig hüten, indem derſelbe eine Frühgeburt
veranlaſſen kann.

Chamomilla wird häufig von Nutzen ge=
funden werden, beſonders wenn Kolik dabei
iſt. Eine Gabe alle vier oder ſechs Stunden.

Pulsatilla kann nach Chamomilla gegeben
werden, wenn letzteres Mittel nicht den ge=
wünſchten Erfolg hat. Eine Gabe alle vier
oder ſechs Stunden.

Allgemeines Verhalten.—Die Nah=
rung muß leicht ſein und darf nur in kleinen
Quantitäten genommen werden; der Leib
muß warm und gut mit Flanell bedeckt ge=
halten werden.

Zahnſchmerzen.

Dieſe dauern zuweilen von Anfang bis zu
Ende der Schwangerſchaft und ſind oft das
erſte Symptom, durch deſſen Gegenwart jener
Zuſtand vermuthet wird.

Chamomilla, wenn der Schmerz von einem hohlen Zahn herrührt, oder des Nachts am heftigsten ist. Eine Gabe alle drei oder vier Stunden.

Nux vomica, wenn die Schmerzen durch Wein, Kaffee oder durch geistige Arbeit ver= schlimmert werden. Eine Gabe alle drei oder vier Stunden.

Pulsatilla, wenn die ganze Seite der Kinn= lade schmerzt, oder die Schmerzen von einem Ort zum andern überspringen. Eine Gabe alle drei oder vier Stunden.

Allgemeines Verhalten.—Man lasse keine Zähne ausziehen, da die Schmerzen da= durch nicht geheilt werden.

Anschwellen der Adern (Krampfadern)

entsteht durch Druck in Folge der Schwanger= schaft. Nach der Niederkunft, wenn der Druck beseitigt ist, verliert sich die Geschwulst wieder und die Adern nehmen wieder ihre natürliche Größe an.

Pulsatilla ist das specifische Mittel in die=
ser Beschwerde. Eine Gabe drei Mal täglich.
Sulphur kann nach Pulsatilla gegeben
werden. Eine Gabe Morgens und Abends.

Allgemeines Verhalten. — Langes
Stehen und enge Strumpfbänder müssen ver=
mieden werden. Das Anlegen einer Schnür=
binde ist auch zuweilen rathsam; man muß
die Binde des Morgens anlegen, wenn die
Geschwulst am geringsten ist, unten am Knö=
chel anfangen und sanft und gleichmäßig
drückend nach oben fortbinden. Hat die Ge=
schwulst schon lange gedauert, so sind diese
Binden nicht mehr rathsam.

Uebelkeit und Erbrechen.

Ein gewöhnliches Symptom der Schwan=
gerschaft, welches gewöhnlich im Anfang der=
selben beginnt und bis zum dritten oder vier=
ten Monat dauert. Zuweilen dauert es auch
länger oder kehrt während dem ganzen Ver=
laufe der Schwangerschaft in Zwischenräumen
wieder.

Arsenicum. — Heftiges Erbrechen mit Ohnmachtsgefühl oder großer Schwäche. Eine Gabe alle drei oder vier Stunden.

Ipecacuanha, wenn das Erbrechen lange andauert und die Patientin Alles erbricht, was sie zu sich nimmt, oder wenn gleichzeitig Durchfall vorhanden ist. Eine Gabe alle vier Stunden.

Nux vomica ist in vielen Fällen das beste Mittel. Eine Gabe alle vier Stunden.

Allgemeines Verhalten.—Die Diät muß sorgfältig regulirt und die Mahlzeiten auf solche Stunden verlegt werden, wo der Magen mehr geneigt ist, Nahrung anzuneh= men. Kalte Nahrung wird zuweilen vertra= gen, wenn Warmes wieder ausgebrochen wird. Frische Luft und Bewegung sind während der Schwangerschaft unumgänglich nothwendig.

Weißfluß

entsteht häufig von einer erschlaffenden oder aufgeregten Lebensweise, Mangel an Bewe=

gung, vielem Sitzen und Nachtwachen, über=
mäßigem Kaffee= und Theegenuß, Mißbrauch
warmer Bäder, Gemüthsbewegungen ꝛc.

Calcarea carb. paßt beſonders bei Frauen
von ſchwächlicher Conſtitution und ſanfter
Gemüthsart.   Eine Gabe Morgens und
Abends.

Pulsatilla wird ſich in vielen Fällen von
großem Nutzen erweiſen, beſonders wenn der
Ausfluß nach Schreck oder Erkältung zur
Zeit der Regel entſtanden iſt.   Eine Gabe
Morgens und Abends.

Sulphur, in einfachen Fällen, oder den
wundmachenden Ausfluß in milden umzuän=
dern.   Eine Gabe Morgens und Abends.

Allgemeines Verhalten. — Es iſt
unbedingt nothwendig, daß ſich die Patientin
keiner Kälte oder Feuchtigkeit ausſetzt, ſich
zweckmäßig kleidet und nährt, und warme
Bäder, zu viel Aufregung, ſpätes Aufſitzen
und heiße Stuben vermeidet.

Quetschungen.

Man bade den betreffenden Theil öfter mit
einem, in eine Mischung von einem Theil
Arnica-Tinktur auf zwanzig Theile Wasser
befeuchteten Lappen oder Stück Leinwand,
und nehme innerlich eins oder das andere der
folgenden Mittel:

Pulsatilla, wenn die Muskeln hauptsäch=
lich beschädigt sind. Eine Gabe drei Mal
täglich.

Rhus, wenn die Gelenke oder Sehnen ge=
litten haben. Eine Gabe drei Mal täglich.

Allgemeines Verhalten.—Bei Ver=
letzung der Haut sollte die zu Umschlägen be=
nutzte Mischung nur halb so stark, wie oben
empfohlen, gemacht und für vollständige Ruhe
des beschädigten Theiles gesorgt werden.

Blaue oder blutunterlaufene Augen.

Behandlung. — Man bade mit einer
Mischung von zehn Tropfen Arnica-Tinktur
auf ein großes Weinglas voll Wasser.

Verrenkungen.

Behandlung.—Man mache einen Ver=
band und halte denſelben beſtändig mit Arnica=
Waſſer (ein Theil Arnica=Tinktur auf zwan=
zig Theile Waſſer) feucht. Das beſchädigte
Glied muß in vollſtändiger Ruhe gehalten
werden.

Arnica muß innerlich gegeben werden,
während das Arnica=Waſſer äußerlich ge=
braucht wird, oder wenn die beſchädigten
Theile ſchwarz ausſehen.

Wunden.

Behandlung.—Man reinige die Theile
gründlich mit einem weichen, in kaltes Waſſer
getauchten Schwamme, und ſobald die Blu=
tung aufhört, welches gewöhnlich nach An=
wendung des kalten Waſſers der Fall iſt,
mache man einen Verband von Charpie, oder
Leinwand, mit Arnica=Waſſer befeuchtet
(zwanzig Tropfen Arnica=Tinktur auf ein
Pint Waſſer), kann auf dieſelbe Weiſe ge=

braucht werden; doch wird in der Behand=
lung von Rißwunden Calendula gewöhnlich
vorgezogen.   Man ſorge für vollkommene
Ruhe des beſchädigten Theiles.   Bei leichten
Schnittwunden verbinde man die Wundrän=
der mit Streifen von Arnica= oder Calendula=
Pflaſter.

Aconit muß gegeben werden, wenn der
Patient ſehr fieberiſch iſt.   Eine Gabe alle
vier Stunden.

China, wenn Ohnmacht von Blutverluſt
entſteht.   Eine Gabe ſtündlich.

Verbrennungen und Verbrühungen.

Man durchſteche die entſtandenen Blaſen
und bedecke den ganzen beſchädigten Theil mit
dicker roher Baumwolle und laſſe es darauf
liegen bis der Schmerz verſchwunden iſt.

Urtica urens Tinktur — zwanzig Tropfen
auf ein halbes Pint Waſſer—wird man eben=
falls ſehr wirkſam finden.   Nach Anwendung
derſelben bedecke man die Stelle mit einer

dicken Lage weicher Baumwolle, um die Luft
davon abzuhalten. Man wechsle den Ver=
band so wenig wie möglich, da die Heilung
der Brandwunden viel von der Abhaltung
der Luft abhängt.

Aconit muß gegeben werden, wenn viel
Fieber vorhanden ist. Eine Gabe alle drei
Stunden.

Hepar, wenn Eiterung eintritt. Eine Gabe
Morgens und Abends.

Erkältungen.

Beschwerliches Athmen, Kolik, Husten,
Schnupfen, Durchfall, Kopfschmerzen, Heiser=
keit, Ohrenschmerzen, Brust= und Glieder=
schmerzen, Halsweh und Zahnschmerzen sind
die gewöhnlichsten durch Erkältung entstehen=
den Beschwerden. Auf die meisten derselben
ist bereits unter den verschiedenen Abschnitten
Bezug genommen, aber einige der Hauptmittel
gegen die schlimmen Folgen von Erkältungen
mögen hier ihren Platz finden:

Wenn die durch eine Erkältung entſtande=
nen Beſchwerden acuter und ſchmerzhafter
Art ſind, ſo ſind Aconit, Chamomilla,
Nux oder Pulsatilla die paſſendſten Mittel,
aber wenn im Gegentheil wenig Schmerz
vorhanden iſt, ſo wird Dulcamara in den
meiſten Fällen paſſend gefunden werden.

Aconit paßt bei Zahnſchmerzen, Geſichts=
ſchmerzen oder andern Neuralgien mit Kopf=
weh, Blutandrang, heftiger Fieberhitze ꝛc.

Chamomilla bei Kopfweh, Zahnſchmerzen,
Ohrenſchmerzen oder andern äußerſt ſchmerz=
haften Neuralgien mit Aufregung, heftiger
Fieberhitze, feuchtem Huſten ꝛc.

Dulcamara bei Kopfweh, Augen= und
Ohrenbeſchwerden, Zahnſchmerzen, Halsweh,
gaſtriſchen Leiden, feuchtem Huſten, ſchmerz=
loſem Durchfall, Gliederſchmerzen, Fieber ꝛc.

Mercurius bei Gliederſchmerzen, Halsweh,
Augenleiden, Zahnſchmerzen, Ohrenſchmerzen,
ſchmerzhaftem Durchfall, Ruhr ꝛc.

Nux vomica bei trockenem Husten, Fieber, Stockschnupfen, Ruhr ꝛc.

Pulsatilla bei Fließschnupfen, feuchtem Hu=sten, Ohrenschmerzen, Fieber, Durchfall ꝛc., und besonders bei schwangeren Frauen.

Schlimme Folgen von Erkältung.

Mittel besonders passend:

Asthma. — Arsenicum oder Ipecacuanha.

Augen=Entzündung. — Aconit, Belladonna oder Pulsatilla.

Durchfall. — Bryonia, Dulcamara oder Mercurius.

Gastrische Beschwerden. — Chamomilla oder Dulcamara.

Gliederschmerzen. — Aconit, Bryonia oder Mercurius.

Halsweh. — Belladonna, Chamomilla, Mercurius oder Kali bichromicum.

Heiserkeit. — Belladonna, Chamomilla, Dulcamara oder Kali bichromicum.

Kolik.—Chamomilla, China oder Nux.

Kopfſchmerzen. — Aconit, Belladonna oder Nux.

Neuralgia.—Aconit oder Chamomilla.

Ohrenſchmerzen. — Chamomilla, Mercurius oder Pulsatilla.

Taubheit. — Belladonna, Mercurius oder Pulsatilla.

Zahnſchmerzen. — Chamomilla, Dulcamara oder Mercurius.

Eine Gabe des paſſenden Mittels kann alle vier oder ſechs Stunden genommen werden.

(Siehe Huſten, Schnupfen, Ohrenſchmerzen ꝛc.)

Rheumatismus

befällt beſonders die Muskeln und Gelenke; der leidende Theil iſt heiß und ſchmerzhaft, häufig roth und geſchwollen; Fieber iſt mehr oder weniger ſtets zugegen.

Aconit in Anfällen von hitzigem Rheumatismus, wenn die Fieber-Symptome heftig ſind. Eine Gabe drei Mal täglich.

Bryonia. — Schmerzen, besonders in den Muskeln, schlimmer bei Bewegung, mit Kopf=weh und gastrischen Symptomen. Eine Gabe Morgens und Abends.

Pulsatilla. — Schmerzen, welche schnell von einem Theil zum andern überspringen; Nachts schlimmer. Eine Gabe Morgens und Abends.

Rhus, wenn die Schmerzen hauptsächlich in den Sehnen sind; schlimmer in der Ruhe, oder beim Aufstehen vom Sitzen oder Liegen. Eine Gabe Morgens und Abends.

Sulphur in fast allen Fällen von chroni=schen Rheumatismen, sowie auch nach Anfäl=len von entzündlichem Rheumatismus, wenn die Schmerzen noch nicht ganz verschwunden sind. Eine Gabe Morgens und Abends.

Allgemeines Verhalten. — Zwieback, geröstetes Brod, schwacher Thee, Reis, Sago, leichte Chokolade ꝛc. sind die beste Nahrung; alles Erhitzende muß vermieden werden. Man wickele die Glieder gut ein, besonders in Watte. (Siehe Hüftweh, Lendenweh, Erkältungen.)

Steifer Hals

entsteht gewöhnlich von Erkältung oder Rheumatismus.

Bryonia, wenn durch Rheumatismus entstanden oder in Verbindung mit Rheumatismus in andern Gelenken. Eine Gabe drei Mal täglich.

Dulcamara, wenn in Folge der Einwirkung von feuchtem oder nassem Wetter entstanden. Eine Gabe drei Mal täglich.

Allgemeines Verhalten. — Man reibe den Hals und Nacken mit Oel oder Fett ein, trage ein Stück Flanell darüber und vermeide sorgfältig alle Zugluft.

Hexenschuß, Hüftweh.

Mit diesem Namen bezeichnet man einen, während des Bückens oder Hebens entstehenden, außerordentlich heftigen Schmerz im Kreuz, der oft jede Bewegung unmöglich macht. Dieses Uebel ist gewöhnlich rheumatischer Natur.

Bryonia, wenn die Schmerzen bei Bewe=
gung ſchlimmer ſind. Eine Gabe Morgens
und Abends.

Nux vomica, wenn der Rücken wie zer=
ſchlagen fühlt; ſchlimmer bei Bewegung;
Verſtopfung. Eine Gabe Morgens und
Abends.

Rhus. — Schlimmer in der Ruhe, oder
wenn man anfängt, ſich zu bewegen. Eine
Gabe Morgens und Abends.

Allgemeines Verhalten. — Man
reibe den leidenden Theil jeden Morgen und
trage eine Flanellbinde darüber. Man ſei
vorſichtig mit der Diät, da das Uebel oft mit
Verdauungsſchwäche verbunden iſt. (Siehe
Rheumatismus.)

Lendenweh

hat ſeinen Sitz in den Hüftmuskeln oder
Schenkelnerven; der meiſt ſehr heftige Schmerz
erſtreckt ſich bis in das Knie, und oft ſogar
bis in die Ferſe; iſt gewöhnlich von Magen=
ſchwäche begleitet.

Nux vomica, wenn schlimmer des Morgens; Stuhlverstopfung und gastrische Symptome. Eine Gabe drei Mal täglich.

Pulsatilla. — Nachts und beim Sitzen schlimmer. Eine Gabe drei Mal täglich.

Rhus. — Schmerzen, mit Steifheit der Muskeln; schlimmer in der Ruhe, oder wenn man anfängt, sich zu bewegen. Eine Gabe drei Mal täglich.

Allgemeines Verhalten. — Waschen mit kaltem Wasser ist oft von Nutzen, sowohl als Vorbeugungs- wie auch als Hülfsmittel bei der Behandlung. (Siehe Rheumatismus, Magenschwäche.)

Gicht

befällt gewöhnlich die Gelenke der großen Zehe, welche roth, heiß und geschwollen und von brennenden Schmerzen begleitet sind.

Bryonia. — Rothe, scheinende Geschwulst mit stechenden Schmerzen; schlimmer bei Bewegung. Eine Gabe Morgens und Abends.

Pulsatilla, wenn die Schmerzen schnell von einem Gelenk auf das andere überspringen. Eine Gabe Morgens und Abends.

Allgemeines Verhalten.—Diät sehr spärlich; man bähe den leidenden Theil mit warmem Wasser, oder wickele ihn in Watte ein.

Krämpfe der Kinder

kommen größtentheils während des Zahnens vor, von Aufregung des Nervensystems, oder von Diätfehlern.

Belladonna. — Auffahren im Schlafe; Starrheit der Glieder; Schläfrigkeit; erweiterte Pupillen. Eine Gabe alle vier Stunden.

Chamomilla.—Convulsivisches Zucken der Glieder; beständige Bewegung des Kopfes; Röthe der einen Wange. Eine Gabe alle vier Stunden.

Wenn Convulsionen oder Krämpfe von Schreck oder Zorn entstehen — (Siehe Gemüthsbewegungen).

Schluckſen

wird oft dadurch beseitigt, daß man den Athem einige Sekunden anhält, oder durch Kalt=wasser= oder Zuckerwasser=Trinken. Sollte dies nicht helfen, so nehme man eine Gabe Nux.

Körperliche Ermüdung.

Große körperliche Ermüdung verursacht meistens eine allgemeine Mattigkeit und ein Gefühl von Zerschlagenheit in den Muskeln und Gelenken, zuweilen mit Schlaflosigkeit und vollkommener Erschlaffung.

Arnica, innerlich, iſt das paſſendſte Mittel gegen die Folgen großer körperlicher Ermü=dung, Gehen, Rudern ꝛc.

Aconit sollte gegeben werden gegen die üblen Folgen von Erhitzungen durch körper=liche Anstrengung im Sommer. Eine Gabe von Zeit zu Zeit.

Allgemeines Verhalten. — Miſche einen Eßlöffel voll Arnica=Tinktur mit einem kleinen Waschbecken voll lauwarmem Waſſer

und wasche Hände und Füße damit. Wenn
es nöthig ist, Nahrung zu sich zu nehmen, und
wenn vollständig erschöpft, sei man vorsichtig
nur ein leichtes Mahl zu nehmen und mäßig
zu essen. Der mäßige Gebrauch eines Reiz=
mittels ist oft von Nutzen.

Geistige Ermüdung.

Zu vieles Studiren oder Nachtwachen ver=
ursacht oft Verwirrung der Gedanken, Kopf=
schmerzen, Schläfrigkeit oder Schlaflosigkeit
mit allgemeiner Abspannung und Mattigkeit.

Nux vomica ist das Hauptmittel und wird
gewöhnlich Erleichterung verschaffen. Eine
Gabe drei Mal täglich.

Coffea, wenn große nervöse Aufregung und
Schlaflosigkeit vorhanden ist. Gelegentlich
eine Gabe.

Allgemeines Verhalten.—Vollstän=
dige Ruhe ist nothwendig, wenn die geistigen
Kräfte zu sehr angestrengt worden sind; man
bade sich in kaltem Wasser und bestrebe sich

auf alle Weise, das System zu kräftigen. Jahrelange Nervenschwäche und Leiden sind oft die Folgen von Ueberanstrengung der Geisteskräfte.

Schwäche.

Schwäche in Folge von Krankheiten kommt nicht in den Bereich der eigenen Behandlung; nur zufällige Anfälle von Schwäche und Er= schöpfung sind hier behandelt.

China, wenn in Folge körperlicher Anstren= gung mit starkem Schweiße. Eine Gabe jeden Abend.

Nux vomica nach Ermüdung in freier Luft, hysterische und nervöse Schwäche. Eine Gabe jeden Abend.

Ignatia bei hysterischer oder nervöser Schwäche, oder in Folge von Kummer. Eine Gabe jeden Abend.

Allgemeines Verhalten. — Bei allgemeiner Schwäche, besonders nervösen oder hysterischen Charakters, sind kalte Bäder von wesentlichem Nutzen und sollten regel=

mäßig genommen werden; regelmäßige Be=
wegung in freier Luft ist ebenfalls von der
größten Wichtigkeit, da es dazu beiträgt, das
ganze System zu kräftigen.

Ohnmacht.

Allgemeines Verhalten. — Man
löse alle beengenden Kleider, bringe den Pa=
tienten in eine bequeme Lage, sprenge ihm
kaltes Wasser ins Gesicht, reibe Hände und
Fußsohlen mit einer Bürste und lasse an
Kampferspiritus riechen. Das Zimmer muß
gut gelüftet sein.

Wenn Ohnmacht in Folge von Schreck
entstanden ist, siehe Gemüthsbewegungen.

Schlaflosigkeit,

nicht in Verbindung mit Krankheit, kann
von Magenüberladung, zu großer Aufregung
oder kalten Füßen entstehen.

Belladonna, wenn Schläfrigkeit mit Un=
möglichkeit zu schlafen vorhanden ist. Eine
Gabe beim Schlafengehen.

Coffea, wenn von zu großer Aufregung entstanden. Eine Gabe beim Schlafengehen.

Pulsatilla, wenn von einer zu großen Mahlzeit oder von gastrischen Beschwerden herrührend. Eine Gabe beim Schlafengehen.

Allgemeines Verhalten.—Waschen des Körpers mit kaltem Wasser vor Schlafengehen befördert oft den Schlaf. Man sorge dafür, daß das Schlafzimmer nicht zu warm ist, mache sich viel Bewegung im Freien und gehe regelmäßig zu Bette.

Schlaflosigkeit und Anruhe der Säuglinge

ist oft ein Symptom von Verdauungsstörungen, Zahnen ꝛc.

Belladonna, wenn das Kind stundenlang schreit, ohne die Augen zu schließen, oder ein paar Minuten schläft und mit Auffahren wieder aufwacht. Eine Gabe zur Schlafzeit.

Chamomilla, wenn Kolik und große Unruhe vorhanden ist. Eine Gabe zur Schlafzeit.

8

Coffea.—Schlaflosigkeit von Aufregung; Röthe des Gesichts. In den meisten Fällen von Schlaflosigkeit wird dieses Mittel aus= reichen. Eine Gabe zur Schlafzeit.

Allgemeines Verhalten.—Ein war= mes Bad wirkt häufig besänftigend.

Nervöse Aufregung.

Ursachen. — Es gibt Personen, welche von Natur schwache und empfindliche Nerven haben, aber Manche bringen sich selbst in diesen qualvollen Zustand durch Vernachläs= sigung der allgemeinen Gesundheitsgesetze, wodurch sie sich den mannigfaltigen Krank= heitsformen aussetzen, welche dieses Uebel oft hervorbringt.

Chamomilla, wenn große Reizbarkeit vor= handen ist. Eine Gabe Morgens und Abends.

Coffea bei großer Reizbarkeit, mit Unruhe und Schlaflosigkeit. Eine Gabe drei oder vier Mal täglich.

Allgemeines Verhalten. — Alle an diesem Uebel Leidende sollten spätes Aufbleiben, überfüllte Versammlungen, alle Arten geistiger Aufregung, Romanlesen und Aehnliches vermeiden; sollten sich aller Reizmittel, des Kaffees, starken Thees 2c. enthalten und, wenn möglich, auf dem Lande leben; man stehe früh auf und gehe vor zehn Uhr Abends zu Bette, wasche den Körper täglich mit kaltem Wasser, mache sich lebhafte Bewegung in freier Luft, und beobachte eine einfache, gesunde und nahrhafte Diät.

Alpdrücken.

Kennzeichen. — Der Kranke träumt, es liege ein schwerer Körper auf ihm, der ihn so drücke, daß er fast ersticken müsse. Dadurch wird der Träumende ängstlich und erwacht mit einem Schrei.

Aconit, wenn in Begleitung von Fieber und Herzklopfen. Ein oder zwei Gaben vor Schlafengehen.

Nux vomica, wenn viel Sitzen und Ge=
nuß erhitzender Getränke schuld ist. Gabe
wie Aconit.

Pulsatilla, wenn das Uebel von spätem
Essen oder von gastrischen Störungen her=
rührt. Gabe wie Aconit.

Allgemeines Verhalten.—Personen,
welche öfters an Alpdrücken leiden, dürfen
Abends nicht viel essen, am wenigsten kurz
vor dem Niederlegen, und dann nur leicht
verdauliche Speisen. Geistige Getränke sind
ganz zu vermeiden, dagegen sind regelmäßige
Spaziergänge, ohne sich dabei anzustrengen,
anzurathen, besonders nach längerem Sitzen.

Herzklopfen

entsteht oft von Gemüthsbewegungen, ner=
vöser Aufregung, Verdauungsbeschwerden
oder Schwäche; ist häufig aber auch ein
Symptom einer andern Krankheit, nament=
lich organischer Herzkrankheiten.

China, wenn von Schwäche entstanden. Eine Gabe Morgens und Abends.

Nux vomica. — Bei kräftigen Personen; schlimmer nach dem Essen, oder wenn der häufige Genuß von Kaffee oder andern erhitzenden Getränken die Ursache ist. Eine Gabe Morgens und Abends.

Pulsatilla, bei nervenschwachen, besonders weiblichen Personen, wenn durch die geringste Ursache hervorgerufen. Eine Gabe Morgens und Abends.

Herzklopfen von Schrecken. (Siehe Gemüthsbewegungen.)

Allgemeines Verhalten. — Man vermeide alle Aufregung und enthalte sich des Genusses von Kaffee, starkem Thee und aller unverdaulichen Nahrungsmittel. Laufen und schnelles Gehen, besonders bergaufwärts und bald nach einer Mahlzeit, sind schädlich.

Hysterie.

Allgemeines Verhalten. — Während des Anfalls lege man die Kranke in eine bequeme Lage an das offene Fenster, lüfte die engen Kleider, besonders am Hals und um den Leib, besprenkele das Gesicht mit kaltem Wasser und lasse sie an Kampher riechen oder gebe ihr eine Gabe Ignatia. Hysterischen Anfällen unterworfene Personen sollten das Tragen enger Kleider vermeiden, und sollten den unter dem Artikel „Verdauungsschwäche" gegebenen Instruktionen folgen.

Wadenkrämpfe.

Kennzeichen. — Plötzliche Zusammenziehung der Wadenmuskeln, häufig eine Folge von Verdauungsschwäche.

Nux vom., wenn es von Verdauungsschwäche entstanden, oder damit verbunden ist. Eine Gabe zwei oder drei Mal täglich.

Rhus, wenn die Anfälle sowohl am Tage

wie in der Nacht stattfinden. Eine Gabe
zwei oder drei Mal täglich.

Veratrum, besonders wenn mit Unerträg=
lichkeit der Bettwärme. Eine Gabe zwei oder
drei Mal täglich.

Allgemeines Verhalten. — Man
presse den Fuß gegen einen harten Gegen=
stand, wie die Wand, den Fußboden oder die
Bettstelle. Zuweilen erhält man sofortige
Erleichterung, wenn man die Wade abwärts
mit Kampfer=Spiritus einreibt.

Harnbeschwerden.

Die Behandlung derselben sollte dem Arzte
überlassen werden; doch sind für plötzliche An=
fälle der am meisten vorkommenden Krank=
heitsformen einige Fingerzeige hier angegeben.

Schwieriges Harnen, oder Harnstrenge,

kann von Mißbrauch spirituöser Getränke,
von Erkältung, unterdrückten Hämorrhoiden,
Schrecken, einem Fall oder Schlag ꝛc. ent=
stehen.

Aconit, bei entzündlichen Symptomen im Wechsel mit einem andern Mittel. Eine Gabe alle zwei oder drei Stunden.

Camphor.—Bei Blasenkrampf, besonders wenn durch Canthariden hervorgerufen. Eine Gabe alle 15 Minuten drei oder vier Mal.

Nux vomica, wenn vom Genuß spirituöser Getränke oder unterdrückten Hämorrhoiden entstanden. Eine Gabe alle ein oder zwei Stunden.

Allgemeines Verhalten. — Man bringe den Patienten in ein Sitzbad von warmem Wasser und bedecke die Blasengegend mit warmem Flanell. Man gebe warme, schleimige Getränke, wie Gummi-Wasser oder Honig und Wasser und sende nach einem Arzte.

Unwillkührlicher Harnabgang
entsteht oft von Würmern, gastrischen Störungen, einem zu hohen Grade nervöser Reizbarkeit, mechanischem Druck während der Schwangerschaft 2c.

Belladonna.—Krampfhafter Harnabgang, besonders bei nervösen Personen, oder wenn er Nachts abgeht. Eine Gabe drei Mal täglich.

Cina, wenn in Folge von Würmern. Eine Gabe drei Mal täglich.

Rhus.—Vollständiges Unvermögen, den Harn zu halten. Eine Gabe drei Mal täglich.

Allgemeines Verhalten. — Wenn es bei Kindern vorkommt, so sollten sie weniger trinken und sollten in bestimmten Zwischenräumen aufgeweckt werden, um sie an regelmäßiges Harnlassen zu gewöhnen. Tägliches kaltes Waschen des Unterleibes ist sehr wirksam.

Sonnenstich.

Arnica.—Mische zwanzig Tropfen von der Urtinktur mit einem halben Glase voll Wasser; tauche ein Stück Leinwand in diese Mischung und lege es oben auf den Kopf. Man nehme auch eine Gabe Aconit von Zeit zu Zeit.

8*

Dritter Theil.
Kurzgefaßte Materia Medica.

Die Arzneimittel und ihre Anwendung,
wie in diesem Buche empfohlen.

I. Aconitum napellus.

In Entzündungen und Fiebern, und in
Blutandrang nach verschiedenen Organen;
wirkt besonders auf das Circulationssystem
und vermindert die Schnelligkeit des Pul-
ses 2c. Die Symptome, welche den Gebrauch dieses Mittels anzeigen, sind: Frösteln mit folgender trockner, brennender Hitze
der Haut; Gesichtsröthe; großer Durst;
schneller und voller Puls; Kopfschmerzen;
Unruhe; bitterer Geschmack des Mundes;
Appetitverlust. Aconit ist gewissermaßen und
(178)

in so hohem Grade die „Homöopathische
Lancette," daß es in allen Fällen, wo viel
Fieber vorhanden ist, gegeben werden kann,
wie z. B. in katarrhalischen, entzündlichen,
rheumatischen und einfachen Fiebern, Luft=
röhren=Entzündung, Spitzpocken, Bräune,
Rose, Ohr=Entzündung, Gicht, Masern,
Lungenfell=Entzündung, Hals=Entzündung,
Rheumatismus, Scharlachfieber, Blattern,
Würmer; in Millar'schem Asthma, Friesel=
Ausschlag, Milchborke und Zahnen der Kin=
der; ferner wenn sich Fieber=Symptome zei=
gen bei Verbrennungen, Verbrühungen oder
Wunden; Blutandrang, besonders nach der
Brust, dem Herzen und Kopfe, insbesondere
bei vollblütigen Personen; bei unterdrückter
Regel; bei vollblütigen Frauen, welche eine
sitzende Lebensart führen; bei Gesichts=
schmerzen mit Röthe und Hitze des Gesichts,
großer Unruhe und Reizbarkeit; ferner bei
Alpdrücken mit Fieber=Symptomen und üb=
len Folgen von Schreck.

Anmerkung. — Die bei jeder Krankheit em=
pfohlenen Mittel sind die wichtigsten, haben
den größten Wirkungskreis, passen am besten für
die Behandlung der betreffenden Uebel und sind für
gewöhnliche und einfache Fälle in der Regel aus=
reichend. Es kommt dessenungeachtet zuweilen vor,
daß einfache Beschwerden ihren Charakter ändern, aber
dennoch im Bereiche der häuslichen Praxis bleiben;
es ist deßhalb für derartige Wechsel Vorsorge getroffen
und sind in allen Fällen Mittel verordnet, deren Wir=
kung so specifisch, deren Arzneikräfte so gründlich er=
probt, und deren Wirkungssphäre so ausgedehnt ist,
daß dieselben für alle möglicherweise in den Bereich
der häuslichen Praxis kommenden Krankheiten werden
ausreichend gefunden werden. Aconit und Belladonna
sind indeß so besonders für Krankheiten entzündlichen
Charakters geeignet, daß der Gebrauch derselben mit
Sicherheit dem Urtheil des Lesers überlassen bleiben
kann. Dieselben sind die Hauptmittel bei Entzün=
dungen und Fiebern in ihren verschiedenen Formen.
In allen Fällen, wo die Fieber-Symptome heftig wer=
den und einfachen entzündlichen Charakters sind, ist
Aconit erforderlich; wenn aber das Gehirn angegriffen
ist und sogenannte „Kopfsymptome" vorhanden sind,
so ist Belladonna das passende Mittel. Belladonna
kann ferner mit Sicherheit in solchen Fällen gegeben
werden, wo starke Entzündung mit rother heißer Ge=

schwulst des betreffenden Theiles vorhanden ist. Alle
vier bis acht Stunden kann eine Gabe verabreicht
oder beide Mittel können auch abwechselnd gegeben
werden.

2. Arsenicum album.

Beschwerden, welche sich durch äußerste
Schwäche und Erschöpfung charakterisiren,
mit Brustbeklemmung und beschwerlichem
Athmen, wie in Asthma—mit dünnem schar=
fen Nasen=Ausfluß und Uebelkeit, wie bei
Schnupfen und Influenza—mit brennenden
Schmerzen in inneren Theilen, großem Durst
und Abmagerung, wie in heftigem Durch=
fall, heftigem Erbrechen, Erbrechen der
Schwangeren, und Durchfall der Kinder,
sowie bei geschwürigem bösem Halse, wenn
mit großer Schwäche verbunden. Bei Ge=
sichtsschmerzen und in Schmerzanfällen mit
Angst, Kälte, Neigung zum Niederlegen und
plötzlicher äußerster Schwäche. Bei gastri=
schen Störungen durch Früchte und Säuren
und bei Durchfällen, die entweder schmerzlos

oder mit Brennen und heftiger Kolik ver=
bunden sind.

3. Belladonna.

Bei entzündlichen, rheumatischen und an=
deren Fiebern mit deutlich markirten ent=
zündlichen Gehirn=Symptomen, Delirium,
Aufschrecken 2c. Beschwerden, die sich durch
Blutandrang nach verschiedenen Theilen
kennzeichnen — nach dem Kopfe, wie Blut=
andrang nach dem Kopfe, Summen in den
Ohren, Schwindel und Nasenbluten,—nach
dem Kopfe, mit Kopfschmerzen und Schlaf=
losigkeit, wie bei Spitzpocken,—mit Empfind=
lichkeit gegen das kleinste Geräusch, wie bei
congestiven Kopfschmerzen, — mit rauhem,
trockenem Husten und Halsweh, wie bei
Keuchhusten, — und nach Kopf und Brust,
wie bei Schlagfluß. Entzündungen — mit
Disposition zur Eiterung, wie bei Eiterbeu=
len und Geschwüren—mit großer Geschwulst
und hoher Röthe der Theile, wie bei Augen=

liter=Entzündung, geschwollenen Mandeln,
Zahngeschwür, Ohrdrüsen=Entzündung und
Halsentzündung, mit großer Lichtscheu, Kopf=
schmerzen und Röthe des Weißen im Auge,
wie bei Augen=Entzündung. Entzündliche
Nerven=Affectionen, wie bei Zahn= und Ge=
sichtsschmerzen. Beschwerden mit rother hei=
ßer Geschwulst, mit Durst, Kopfweh und
Unruhe wie bei Rose; oder mit einer gleich=
mäßigen, glatten, scheinenden Scharlachröthe,
wie bei Scharlachfieber, Erkältungsbeschwer=
den, wie krampfartiger Husten, mit Kopfweh
beim Husten oder mit Halsweh; katarrha=
lische Kopfschmerzen; und in Heiserkeit und
Stimmlosigkeit in Begleitung von Halsent=
zündung. Convulsivische Bewegungen und
Krämpfe, — Krämpfe bei Kindern oder bei
Säuglingen, mit Schläfrigkeit und erwei=
terten Pupillen; Kneipen und zusammen=
ziehende Schmerzen im Bauche, besonders
um die Nabelgegend, wie bei Kolik; oder
mit Bläſſe des Gesichts und beständigem

Schreien, wie bei Kolik der Säuglinge.
Ferner bei Schlaflosigkeit, wenn Schläfrig=
keit, mit Unmöglichkeit zu schlafen, vorhanden
ist, und bei Schlaflosigkeit der Säuglinge.

Anmerkung. — Siehe Anmerkung unter
Aconit.

4. Bryonia alba.

Beschwerden, die sich durch rheumatisches
und gichtisches Spannen, Ziehen, Reißen
und Stechen in den Gliedern, besonders bei
Bewegung, auszeichnen, mit rother scheinen=
der Geschwulst des Theiles, wie bei Rheu=
matismus, Gicht und Hüftweh; ferner Steif=
heit und Stiche in den Gelenken bei Berüh=
rung und Bewegung, wie bei steifem Nacken
und Rheumatismus, und bei rheumatischen
Kopfschmerzen, die sich bei veränderlichem
Wetter verschlimmern. In Entzündungen,
wie der Lunge, der Leber und des Magens.
Beschwerden der Lunge und der mit den
Athmungsorganen in Verbindung stehenden

Muskeln, — trockener heftiger Husten mit
stechenden Schmerzen oder Stichen in der
Seite oder Brust, Kopfschmerzen und Erbre=
chen, wie bei Bronchitis und Lungenfell=
Entzündung, oder mit schwieriger Schleim=
lösung, wie bei Husten. In Gallen= und
gastrischen Beschwerden, wie bei Kopfschmer=
zen, mit drückenden Schmerzen in der Stirn,
Verstopfung, Uebelkeit und Erbrechen; in
Magenhusten, wenn der Anfall nach Essen
oder Trinken entsteht, mit Erbrechen der ge=
nossenen Speisen; bei Magenschwäche und
Verstopfung, besonders im Sommer, oder
von sitzender Lebensweise; und bei Durch=
fall nach kalten Getränken. Ferner bei Ver=
stopfung während der Schwangerschaft.
Nachtheilige Folgen von zurückgetretenen
Masern, Scharlach, Friesel und andern
Hautausschlägen, und bei Hühneraugen mit
drückenden Schmerzen oder brennend=stechend,
oder mit Wundheitsgefühl bei Berührung.

5. Calcarea carbonica.

Beschwerden bei scrophulöser und schwacher Constitution, besonders bei vorherrschender Disposition zu Erkältung und Durchfall; paßt besonders für gebrechliche, schlecht genährte Personen oder für solche, die in ihrer Jugend Anlage zum Dick= und Fettwerden haben.

Calcarea ist besonders wirksam bei Beschwerden in Folge von Menstruations=Unregelmäßigkeiten, wie Muskelschwäche, zu häufige Regel, Weißfluß, großer Reizbarkeit des Nervensystems 2c.

Chronische Ausschläge, Nesselfriesel, Sommersprossen, Warzen und Hühneraugen. Gastrische Beschwerden, saures Erbrechen, Sodbrennen nach irgend welcher Nahrung, Erbrechen des Genossenen und sauren Wassers. Schwieriges Zahnen und schwieriges Laufenlernen bei Kindern. Paßt ganz besonders in chronischen Krankheiten.

6. Camphora.

Dies Mittel ist unschätzbar im Anfangs-Stadium der Influenza und Störungen im Allgemeinen mit Frösteln und Fieberschauer, bösartige Cholera, plötzlicher Erschlaffung des Nervensystems; Ohnmacht und Schwindel; Krämpfe in den Beinen, Armen oder im Leibe; heftiger Durchfall. Es ist ein Gegenmittel für fast alle Pflanzengifte. Da es sehr flüchtig ist, sollte es von andern homöopathischen Mitteln abgesondert aufbewahrt werden.

Anmerkung. — Die homöopathische Campher-Tinktur ist nützlich um die Wirkung der Arzneien aufzuheben, wenn es nothwendig ist; und ist ferner sehr werthvoll im Anfang von Schnupfen, Influenza, Cholera ꝛc.

Anwendung. — Die befeuchteten Streukügelchen oder zwei bis fünf Tropfen auf ein Stückchen Zucker alle halbe bis zwei Stunden.

7. Carbo vegetabilis.

Nachtheilige Folgen von Merkurmißbrauch, wie übelriechender Athem, Bluten des Zahnfleisches und Mundfäule. Beschwerden von Verdauungsstörungen durch den Genuß fetten Fleisches, Schweinefleisches 2c.; oder bei Würmerbeseigen, sauerem oder bitterem Aufstoßen, vielem Windeabgang; ferner bei Magenkrämpfen mit brennenden zusammenziehenden Schmerzen.

8. Chamomilla.

Hypochondrische und hysterische Anfälle, hysterische Ohnmachten 2c., sowie auch üble Folgen von Aerger oder Zorn. Große Reizbarkeit und Ueberempfindlichkeit des ganzen Nervensystems, bei nervöser Aufregung, Unruhe, mit Wehklagen und Umherwerfen. Gastrische und biliöse Beschwerden, mit Erbrechen, Durst, Appetitverlust, Kolik oder Durchfall (Ausleerungen wie gehackte Eier), wie bei galligen Anfällen, galligem

Durchfall, schmerzhaftem Durchfall, Durchfall bei Schwangeren und bei Säuglingen. Beschwerden nach Erkältung, Ohrenschmerzen mit Reißen und Trokkenheit der Ohren; Gesichtsgeschwulst und Gesichtsschmerzen mit harter Geschwulst; heißes und rothes Gesicht, oder mit krampfartigem Zucken der Gesichtsmuskeln; oder Zahnschmerzen von Erkältung, oder während der Schwangerschaft. Rheumatische Kopfschmerzen, und rheumatische, ziehende, reißende Schmerzen mit Lähmigkeit- und Taubheitsgefühl der leidenden Theile; Nachts verschlimmert. Unerträglich scheinende Schmerzen verschlimmert durch jede Bewegung; bei Kolik mit Unruhe und Umherwerfen; bei Kolik der Säuglinge, wenn Gesichsröthe und Durchfall zugegen ist; ferner bei Menstrual-Kolik. Verschiedene Beschwerden der Kinder und Neugebornen: Millar'sches Asthma mit kurzem Athem, Unruhe und Schreien, Magen-Auftreibung bei Erkältungen, Abschälung der Haut, Schlaflosigkeit und Fieber während dem Zahnen mit Unruhe und Umherwerfen; ferner bei Krämpfen der Kinder mit convulsivischen Zuckungen der Glieder, fortwährender Bewegung des Kopfes und Röthe der einen Wange. Trockener Husten mit spärlichem Auswurf. Druckschmerz in der Herzgrube, wie von einem Stein, mit großer Angst und Umherwerfen, wie bei Magenkrampf.

9. China.

Große Schwäche in Folge von Säfteverlust, sowohl nach schweren erschöpfenden Krankheiten, heftigen Blutungen, oder Schweißen, oder Durchfällen, als nach Aderlässen oder sonstigen Schwächungen aller Art. Herzklopfen, Schwindel und Ohnmacht nach Blutverlust. Bei Magenschwäche, Gallen- oder gastrischen Beschwerden, mit vermindertem Appetit, großer Verdauungsschwäche, Blähungen, bitterem Mundgeschmack, Aufstoßen und Sodbrennen, Blähungskolik, oder mit gelber Hautfarbe, Gelbsucht; ferner bei gelben, wässerig=schleimigen, oder schmerzlosen Durchfällen, oder Durchfällen von unverdau= ten Stoffen.   Krankheiten mit regelmäßigen Anfällen, wie Gesichtsschmerzen 2c.

10. Cina.

Bei Wurmbeschwerden, mit Schlaflosigkeit, erweiterten Pupillen, Heißhunger, Neigung mit dem Finger in der Nase zu bohren, oder unwillkührlichem Harnabgang.

11. Coffea cruda.

Krankhafte Ueberreiztheit des ganzen Ner= vensystems, wie bei nervösen Kopfschmerzen, Schlaflosigkeit, Schlaflosigkeit der Säuglinge, geistiger Ermüdung und nervöser Aufregung. Ueberempfindliche Schmerzhaftigkeit der lei= tenden Theile und große Ueberreiztheit des Körpers und Geistes.

12. Colocynthis.

Bei Blähungskolik und Schmerzen in ver=
schiedenen Theilen des Körpers, welche den
Charakter von Krämpfen annehmen, heftigen
Magenschmerzen mit nachfolgendem heftigem
Durchfall, Bauchauftreibung von Winden
mit heftigen Leibschmerzen und Unruhe des
ganzen Körpers; schaumige, grünliche oder
gelbliche Durchfallstühle, ruhrartige Stühle
mit Schleim und Blut, mit oder ohne Stuhl=
zwang bei den Entleerungen.

13. Cuprum (Aceticum oder Metallicum).

Störungen des Nervensystems, die sich
durch Convulsionen und krampfhafte Be=
wegungen 2c., charakterisiren; Epilepsie mit
heftigen Krämpfen, Gesichtsblässe, Schwin=
del und große Schwäche; Veitstanz; Cho=
lera, mit heftigen Glieder=Krämpfen; Uebel=
keit, mit heftigem Erbrechen, mit Magen=
und Gliederkrämpfen, mit heftigen Durchfäl=
len; Keuchhusten, langanhaltende Anfälle

von krampfhaftem Husten mit Schleim=
erbrechen; bläuliches Gesicht und Lippen.

4. Dulcamara.

Erkältungsbeschwerden, wie lockerer Hu=
sten, Durchfall, Nesselfriesel, steifer Hals und
Zahnschmerzen.

15. Hepar sulphuris calcarea.

Bei Eiterung entzündeter Theile, den Ei=
terprozeß befördernd, wie bei Eiterbeulen,
Blutschwären, Gerstenkorn, Zahn= und
Fingergeschwüren. Bei Entzündung der
Augenlider mit nächtlichem Zuschwären.
Katarrhalische Beschwerden, mit lockerm Hu=
sten und Schleimrasseln, wie bei Croup;
auch bei chronischer Heiserkeit. Ueble Folgen
von Merkurmißbrauch; Magen= und Ver=
dauungsschwäche bei Personen, die zu viel
Merkur genommen haben. Bei süchtiger,
unheilsamer Haut, wo selbst geringe Ver=
letzungen böse werden und schwären. Auf=

gesprungene Haut und Schrunden an Hän=
den und Füßen.

16. Ignatia amara.

Ueble Folgen von Schreck und stillem
Kummer. Schwäche bei hysterischen und
Ohnmachts = Anfällen. Traurigkeit, große
Gleichgültigkeit und Apathie; Wortkargheit;
Beschwerden bei Personen von nervösem
Temperament, wie nervöse Kopfschmerzen.

17. Ipecacuanha.

Erstickungs=Anfälle, wie bei Asthma, mit
Zusammenschnürungs=Gefühl und Schleim=
rasseln in der Brust; bei Millar'schem Asth=
ma mit bläulichem Gesicht oder bei Keuch=
husten mit bläulichem Gesicht oder Ansamm=
lung von Schleim in der Brust. Biliöse
und gastrische Beschwerden, mit Erbrechen
der genossenen Speisen oder gallichter Stoffe
und großem Widerwillen und Ekel gegen
alle Speisen, wie bei biliösen Kopf=

schmerzen, Verdauungsschwäche, Er=
brechen oder Uebelkeit, und Erbrechen
während der Schwangerschaft; ferner
wo Durchfall von Erbrechen begleitet ist, wie
bei Durchfällen der Säuglinge. Blutungen
aus verschiedenen Organen, wie bei zu star=
ker Regel und Bluterbrechen.

18. Kali bichromicum.

Affectionen der Schleimhäute und der
Haut. Abgang aus Nase, Mund, Hals, Ma=
gen, Scheide, oder irgend welchen Schleimhäuten, eines zähen, klebrigen Schleims,
welcher sich an die Theile anheftet und sich
lang in Faden ziehen läßt; Husten, mit
Auswurf eines zähen, klebrigen Schleims,
welcher sich an Hals, Mund und Lippen
anheftet; der Husten ist würgend und croup=
artig, und des Morgens schlimmer. Häu=
tige Bräune, chronische Heiserkeit, chronische
Bronchitis, mit zähem, klebrigem Auswurf
und brennenden Schmerzen in der Luftröhre

und Luftröhrenästen; Diphtheria, diphtheria=
artige Ausschwitzungen der Nasenlöcher, des
oberen Theils des Schlundes, des Kehlkop=
fes, der Luftröhre ꝛc. Paßt besonders für
dicke Personen mit hellen Haaren, und in
scrophulösen, katarrhalischen und syphiliti=
schen Krankheiten.

19. Mercurius.

Es werden bei der homöopathischen Be=
handlung verschiedene Präparate von Mer=
curius angewandt; wir beziehen uns in
diesem Buche nur auf drei:

1) Mercurius solubilis, oder vivus.

Da die Wirkung dieser beiden sehr ähn=
lich ist, so ist es nicht nöthig, einen Unter=
schied dazwischen zu machen.

Beschwerden, welche mit den Schleimhäu=
ten, den Drüsen und der Leber verbunden
sind. Catarrhalische und entzündliche Affec=
tionen der Athmungsorgane und Lungen,

wie Schnupfen, Bronchitis, Husten
mit Heiserkeit, catarrhalische Kopfschmerzen, Heiserkeit, und Influenza mit einem oder dem andern der folgenden Symptome: trockner und erschütternder Husten; Schweiß während des Hustens;
Heiserkeit oder Stimmlosigkeit; schleimiger
Fließschnupfen; wunde Nase; Stockschnupfen; häufiges Niesen; Kopfschmerzen; böser
Hals. Entzündliche Fieber mit Neigung zu
Schweiß. Geschwulst und Entzündung der
Mandeln, wie bei Gesichtsgeschwulst,
geschwollene Mandeln und Ohrdrü-
sen = Entzündung (Ziegenpeter). Bei
Leber=Entzündung; bei gastrischen und biliösen Leiden, wie biliöse Anfälle und
Verstopfung mit Kopfschmerzen, Uebelkeit
und Erbrechen, dickbelegter Zunge und bit-
term Mundgeschmack; oder bei schleimigem
oder galligem Durchfalle, kolikartigem Durchfalle und Ruhr, mit viel Zwängen und Entleerungen von Blut oder Schleim, Kolik;

oder mit klebrigem Schweiße. In verschie=
denen Arten von Ausschlägen und Geschwü=
ren, und in Eiterungen mit Neigung zur
Zertheilung oder zur Beförderung des Eite=
rungsprozesses, wie bei Eiterbeulen, Zahn=
und Fingergeschwüren; ferner bei Mund=
und Halsaffectionen, wie übelriechender
Mundgeruch, Bluten des Zahnflei=
sches, Schwämmchen und Mund=
fäule, besonders wenn das Zahnfleisch er=
krankt und mit Geschwüren behaftet ist; bei
bösem Hals mit Verlängerung des Zäpf=
chens, und bei Halsentzündung mit Geschwü=
ren, Speichelfluß, und stechenden Schmerzen
im Halse; ferner in Fällen, wo die Zähne
locker sind, das Zahnfleisch geschwollen ist
und zurücktritt und viel Speichelfluß vor=
handen ist (ausgenommen, natürlich, wenn
von Merkur=Mißbrauch entstanden, in wel=
chem Falle man Carbo veg. zu nehmen
hat). Beschwerden von Erkältung, katar=
rhalische Schwerhörigkeit, und Schmerzen,

welche, besonders Nachts, unerträglich schei=
nen, wie bei Ohrenschmerzen, Gesichts= und
Zahnschmerzen; Leberleiden, besonders wenn
die Haut eine schmutzige gelbe Farbe an=
nimmt, wie in Gelbsucht der Erwachsenen
und Kinder. Hautkrankheiten, Jucken, nächt=
liches Jucken, verschlimmert durch die Bett=
wärme; bei bläschenartigen Ausschlägen,
wie Rothlauf; und bei pustelartigen Aus=
schlägen, wie bei Blattern; bei Würmern,
wenn Durchfall mit Pressen vorhanden ist.

2) Mercurius corrosivus.

Ruhrartige Anfälle mit Drängen, bren=
nenden Schmerzen im Unterleib, und Stüh=
len von Blut und Schleim; scrophulöse,
rheumatische und syphilitische Augenentzün=
dung.

3) Mercurius jodatus.

In Krankheiten der Drüsen und Lymph=
gefäße. Dieses Präparat von Mercurius
paßt am besten bei Halskrankheiten, wie

Mandelbräune und Diphtheria, und bei syphilitischen Affectionen.

20. Nux vomica.

Beschwerden bei Personen von lebhaftem, feurigem Temperament, und die leicht zornig werden, und solchen, die zu Hämorrhoiden geneigt sind. Folgen und Beschwerden sitzender Lebensart, geistiger Anstrengung und Ermüdung, sowie von geistigen Getränken und Kaffee. Störungen der Verdauungs= organe, wie: **Biliöse Anfälle**, **übel= riechender Athem**, **Kolik**, **Verstop= fung**, **Wadenkrämpfe**, **Blähungen**, **Schwindel**, **Ohrensausen**, **biliösen Kopfschmerzen**, **Herzklopfen**, **Ma= genschwäche**, **Sodbrennen**, **Verstop= fung bei Säuglingen**, **Seekrank= heit**, **Halsweh mit Verlängerung des Zäpfchens**, **Magenkrampf**, **Zahnschmerzen** und **Erbrechen** oder Uebelkeit mit einem oder mehreren der

folgenden Symptome: Kopfschmerzen, be=
sonders über den Augen; schleimig belegte
Zunge, Appetitverlust, bitterer Mundge=
schmack, Widerwillen gegen Speisen, Bauch=
grimmen, krampfartig zusammenziehende
Magenschmerzen, Schwindel, Blähungen;
Sodbrennen, leichte oder hartnäckige Ver=
stopfung, oder Abgang kleingeformter Stücke
mit vielem Pressen; Uebelkeit oder saures
Erbrechen; oder bei Schlagfluß und
Alpdrücken, wenn von überladenem Ma=
gen herrührend. Bei blinden oder blutenden
Hämorrhoiden. Leiden katarrhalischen
Charakters, wie bei Asthma, mit Beklem=
mung des unteren Theiles der Brust, Athem=
noth und kurzem Husten; bei Schnupfen,
trockenem Husten, katarrhalischem
Husten und Erkältungen bei Säug=
lingen, mit Verstopfung der Nasenlöcher,
Geruchsverlust und Niesen. Bei Blutan=
drang nach dem Kopfe und congestiven,
rheumatischen und nervösen Kopfschmerzen

mit Schwere im Kopfe; spannender Kopf=
schmerz, besonders in der Stirn. Rheuma=
tische Beschwerden, wie Hüft= und Lenden=
weh, mit Verstopfung und biliösen Symp=
tomen. Hysterische und hypochondrische Be=
schwerden. Hysterische Schwäche und schwache
Verdauung in Folge derselben. Beschwerden
der Schwangerschaft, wie Verstopfung, Zahn=
schmerzen und Erbrechen, und bei zu starker,
schmerzhafter und zu häufiger Regel.

21. Phosphorus.

Hysterische und allgemeine, plötzliche und
äußerste Schwäche. Katarrhalische Affectio=
nen und Beschwerden der Athmungsorgane,
des Halses, der Luftröhre und Brust; Ver=
stopfung und lästige Trockenheit der Nase,
Heiserkeit und Rauhheit des Halses, acute
und chronische; Stimmlosigkeit; trockener
Husten mit Stechen im Halse; Brustschmer=
zen; beschwerliches und ängstliches Athmen.
Chronische Durchfälle, oder Durchfälle, die

schmerzlos sind, besonders bei alten Leuten,
Frostbeulen an Händen und Füßen.

22. Pulsatilla.

Beschwerden, besonders der Frauen, oder
Personen von sanftem, gutmüthigem Tem=
perament, die zu Schnupfen und andern
Schleimausleerungen geneigt sind. Ver=
dauungsstörungen und Beschwerden von
fetten Speisen, Schweinefleisch, Backwerk
und Früchten, wie bei biliösen Anfäl=
len, übelriechendem Athem, kolik=
artigem Durchfall, Blähungen,
Kolik, Schwindel, Ohrensummen,
biliöse Kopfschmerzen, Verdau=
ungsschwäche und Uebelkeit oder Er=
brechen, mit einem oder mehreren der
folgenden Symptome: halbseitige Kopf=
schmerzen, bitterer Mundgeschmack, Appetit=
verlust oder Hunger, belegte Zunge, Auf=
stoßen, Blähungen, Uebelkeit oder Erbrechen
von Speisen; schleimiger, weißlicher oder

galliger Durchfall und Frösteln. Schlaf=
losigkeit nach einer allzu starken Mahlzeit,
und Alpdrücken in Folge von gastrischen
Störungen. Katarrhe mit reichlichen Schleim=
Entleerungen, wie bei Schnupfen, mit Ver=
lust des Geruchs und Geschmacks; bei Bron=
chitis und lockerem Husten, mit Schleim=
rasseln, schlimmer beim Niederlegen; ferner
Heiserkeit, mit lockerm Husten und dickem
Nasen=Ausflusse; und bei Keuchhusten, wenn
der Husten lose ist. Gichtische oder rheuma=
tische Schmerzen, welche plötzlich von einem
Theil zum andern überspringen, oder welche
beim Sitzen oder des Nachts sich verschlim=
mern; zuweilen mit Geschwulst des leidenden
Theiles, wie bei Gicht, Rheumatismus und
Hüftweh. Bei Gerstenkorn, ehe sich Eiter
gebildet hat, und Augen= und Augen=
lider=Entzündung, mit Röthe der Au=
genlider, Schleimabsonderung und nächtlichem
Zusammenkleben; auch bei Thränen der Au=
gen in freier Luft. Ohrenentzündung, und

Ohrenschmerzen, mit Röthe, Geschwulst und
Hitze des Ohres mit Summen darin. Ner=
vöse Beschwerden, wie n e r v ö s e K o p f=
s c h m e r z e n und Herzklopfen bei Frauen,
wenn es durch die geringste Ursache entsteht.
Hautleiden, fieberhafte Ausschläge, besonders
Masern; Frostbeulen, mit bläulich=rothem
Geschwulst, Hitze und brennendem Klopfen.
Schmerzhafte oder unterdrückte Regel und
Menstrual=Kolik; ferner bei D u r c h f a l l,
Z a h n s c h m e r z e n und A d e r k n o t e n wäh=
rend der Schwangerschaft.

23. Rhus toxicodendron.

Rheumatisches und gichtisches Spannen,
Ziehen und Reißen in den Gliedern, schlim=
mer in der Ruhe, oder bei der ersten Bewe=
gung nach der Ruhe, wie bei Rheumatismus,
Lenden= und Hüftweh. Lähmigkeit in allen
Gelenken, schlimmer beim Aufstehen vom
Sitzen, bei längerer Bewegung gebessert.
Steifigkeit in den Gliedern bei der ersten Be=

wegung nach der Ruhe. Lähmige Steifigkeit
in den Armen oder Beinen bei der erſten Be=
wegung, wie bei Wadenkrampf, Roſe,
Neſſelfrieſel, Kopfgrind, Ringflech=
ten, Gürtelroſe, Frieſel=Ausſchlag,
Milchborke und anderen Ausſchläge, beſon=
ders bläschenartigen, welche Schorfe bilden
mit brennendem Jucken; kleine brennende
Bläschen mit Röthe der Haut über den gan=
zen Körper; Harnfluß, beſonders wenn wäh=
rend der Ruhe der Urin unwillführlich ab=
geht. Ueble Folgen von Verhebung, Ver=
renkung, Erſchütterung und anderen
mechaniſchen Verletzungen, wie Quet=
ſchungen, Naſenbluten ꝛc. Affectionen der
Sehnen, Flechſen und Häute; Warzen und
Hühneraugen mit Brennen und Wundheits=
gefühl.

24. Spongia.

Bräune (Croup) mit hohlem, trockenem,
bellendem Huſten; pfeifendes Einathmen;
Erſtickungsanfälle.

25. Sulphur.

Beschwerden, besonders bei Personen von lymphatischer Constitution, die zu Hautaus= schlägen ꝛc. geneigt sind, oder von biliöser Constitution, die zu Hämorrhoiden, Hypo= chondria und Melancholie Anlage haben. Chronische Krankheiten im Allgemeinen, chro= nische Störungen der Verdauungsorgane, wie Verdauungsschwäche, Stuhlverstop= fung und Sodbrennen; chronische rheu= matische Beschwerden; chronische und perio= dische Kopfschmerzen; ferner chronischer Hu= sten mit reichlichem Auswurf, Hämorrhoiden und Hämorrhoidal=Beschwerden. Scrophu= löse Leiden, Knochen=Verkrümmungen, Drü= senleiden, Ausschläge und Hautkrankheiten, Kopfgrind, Hautjucken, Ansprung, Finnen, Pocken, besonders während dem Eiterungs=Stadium, Blutschwäre, War= zen, Hühneraugen, Hautschrunden ꝛc., ferner langwierige Frostbeulen, oder mit

Röthe, Geſchwulſt und Eiterung, oder mit
Jucken in der Wärme. Sulphur iſt längſt
als ein ſpecifiſches Mittel gegen Krätze be=
kannt. Wadenkrampf und Zuſammenziehen
der Gelenke. Ruhr mit Preſſen beim Stuhl,
und Entleerungen von Schleim und Blut,
Bläschen im Munde, Schwämmchen
und Wurmbeſchwerden, Aderknoten
während der Schwangerſchaft und Weiß=
fluß, wenn der Ausfluß ſcharf iſt. Sulphur
übt einen ſo großen Einfluß auf das ganze
Syſtem aus, daß es nur wenige chroniſche
Fälle gibt, in denen es nicht gebraucht wird,
ſowohl im Anfange der Behandlung, um das
Syſtem für die Wirkung anderer, mehr ſpe=
ziell angezeigten Mittel vorzubereiten, wie
auch in acuten Fällen Wirkungen zu beſei=
tigen, welche keinem andern Mittel zu weichen
ſcheinen, z. B. in der Behandlung von Ma=
ſern, Rippenfell=Entzündung, ꝛc.

26. Tartarus emeticus.

Die Hauptwirkungssphäre dieses Mittels liegt in den Schleimhäuten, der Haut und der Lunge. In großen Gaben bringt es eine Art katarrhalischer Entzündung hervor, beginnt in den Schleimhäuten des Halses und verbreitet sich bis zu der Luftröhre und ihren Verzweigungen, und übt oft ihren reizenden Einfluß bis auf die Lungen selbst aus. Wir finden deßhalb, daß Tartar. emetic. ein werthvolles Mittel in gewissen Arten von Entzündungen dieser Theile ist, wie in ka= tarrhalischer Bräune, Bronchitis und Lungen=Entzündung. Es ist ein sehr gutes Mittel bei Pocken und wird oft, wenn zeitig gebraucht, die Krankheit ohne ein an= deres Mittel heilen.

27. Veratrum album.

Wadenkrämpfe, mit Krämpfen und Schmer= zen, welche die Bettwärme nicht vertragen können; heftiger Durchfall mit Leibschneiden,

Erbrechen und Kälte des Körpers; Cholera=
Symptome, kalte klebrige Schweiße, Puls
langsam und fast erloschen, höchste Schwäche,
Frost und Schauder.

———

Um die Anwendung und Wirkung der ver=
schiedenen Mittel anschaulicher zu machen,
sind die Organe des Körpers, auf welche die=
selben speziell einwirken, sowie die Tempera=
mente, Körperbeschaffenheit und Zustände, für
welche sich solche besonders eignen, hier ein=
geschaltet.

**Arzneimittel, nebst den Organen rc. des
Körpers, auf welche dieselben speziell
einwirken.**

Aconit wirkt hauptsächlich auf die Circula=
tions=Organe.

Arnica—die Haut und absorbirenden Ge=
fäße.

Arsenicum—den Darmkanal, die Respira=
tions=Organe und Haut.

Belladonna wirkt hauptsächlich auf das Gehirn, die Respirations=Organe und Haut.

Bryonia — die Muskeln, die serösen Häute der Gelenke, Lungen, Respirations=Organe und Leber.

Calcarea — die Schleimhäute, das Drüsen= und Knochensystem und die Haut.

Carbo veg. — die Verdauungs=Organe.

Chamomilla — das Nervensystem, den Magen, die Leber und Eingeweide.

China — das Nervensystem.

Cina — den Magen, Darmkanal und das Gehirn.

Colocynthis — den Magen, die Eingeweide, das Gehirn und die Nerven.

Coffea — das ganze Nervensystem.

Cuprum — die Nerven des Gehirns und Rückenmarks, und Unterleibs=Eingeweide.

Drosera — die Bronchien (Verzweigungen der Luftröhre).

Dulcamara wirkt hauptsächlich auf die Haut, Schleimhäute und Drüsen.

Hepar — die Drüsen, Haut, Schleimhäute und Luftröhre.

Ignatia — das Gehirn und Nervensystem im Allgemeinen.

Ipecacuanha — die Schleimhäute.

Kali bichromicum — die Schleimhäute, das Drüsensystem (Leber und Milz), die serösen Häute und die Haut.

Mercurius — die Drüsen, Haut, Leber und Schleimhäute.

Nux vomica — den Magen, die Eingeweide, Leber und die Nerven des Gehirns und Rückenmarks.

Phosphorus — die Bronchien und Respirations-Organe.

Pulsatilla — den Magen, die Eingeweide, Schleimhäute und das Nervensystem.

Rhus — die Sehnen, Flechsen, Bänder und Haut.

Spongia wirft hauptsächlich auf die Luft=
röhre und ihre Verzweigungen.

Sulphur — die Haut, Schleimhäute und
zum großen Theil den ganzen Organis=
mus.

Tartar emet.—den pneumo=gastrischen Ner=
ven, die Schleimhäute der Respirations=
Organe und die Haut.

Veratrum — den ganzen Darmkanal und
das Gehirn.

Temperamente, Constitutionen und Zu= stände, nebst den für diese besonders passenden Mitteln.

Biliöses Temperament—Aconit, Bryonia,
Chamomilla, Mercurius, Nux vomica, Pulsatilla.

Frauen — Aconit, Belladonna, Chamomilla, Pulsatilla.

Frauen, Hysterische — Ignatia, Nux vomica, Pulsatilla, Colocynthis.

Geschwächte Constitution — Arsenicum,
Calcarea, China, Nux vomica,
Sulphur, Kali bichromicum.

Hypochondrische Gemüthsart — Calcarea,
Nux vomica, Sulphur.

Kinder oder Säuglinge — Aconit, Belladonna, Calcarea, Chamomilla, Ipecacuanha, Mercurius.

Nervöses Temperament — Aconit, Chamomilla, China, Coffea, Ignatia, Nux
vomica, Pulsatilla, Colocynthis.

Phlegmatisches Temperament — (Ruhig, be=
quem) Pulsatilla.

Plethorische (vollblütige) Constitution—Aconit, Belladonna, Nux vomica, Pulsatilla.

Sanguinisches Temperament—Aconit, Arnica, Belladonna, Bryonia, Nux
vomica.

Scrophulöse Constitution — Arsenicum,
Calcarea, Hepar, Mercurius, Sulphur.

Alphabetisches Register.

Nebst den für jede Krankheit 2c. passenden Mitteln.

Seite

www.ingramcontent.com/pod-product-compliance
Lightning Source LLC
Chambersburg PA
CBHW021659210326
41599CB00013B/1465